aromatherapy
solutions

暮らしの中の
アロマセラピー

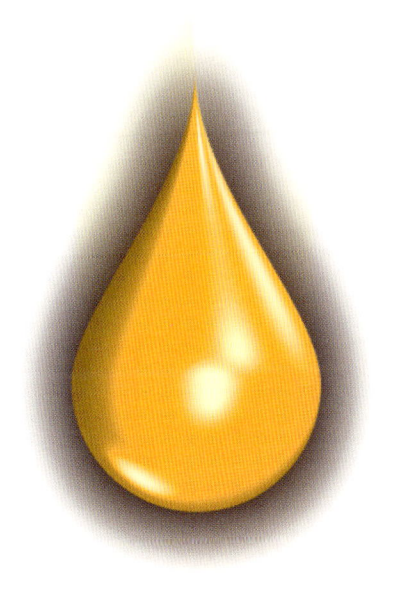

精油で心と身体を健やかにする方法

ヴェロニカ・シブリー 著
今井由美子 訳

First published in Great Britain in 2003 by
Hamlyn, a division of Octopus Publishing Group Ltd
2–4 Heron Quays, London E14 4JP

Copyright © Octopus Publishing Group Ltd 2003

All rights reserved. No part of this work may be reproduced
or utilized in any form or by any means, electronic or
mechanical, including photocopying, recording or by any
information storage and retrieval system, without the prior
written permission of the publisher.

Printed and bound in China

Acknowledgements

Bridgeman Art Library, London/New York /British Museum, London, UK 12, /The Stapleton Collection 8.
Garden Picture Library /Ron Evans 58, /Jerry Pavia 89
Gattefossé s.a 13.
Getty Images /Britt Erlanson 92.
Octopus Publishing Group Limited /Colin Bowling 20, 25, 55, 57, 62, 66, 71, 73, 77, 78, 93, 95, 97, 98, 99, 100, /Jerry Harpur 11, /Rupert Horrox 114, /Sandra Lane 67, 86, /Gary Latham 56, /Di Lewis 104, /William Lingwood 105, /David Loftus 103, /Peter Myers 26–27, 28, 34 top, 35, 35 bottom, 36 top, 36 bottom, 37 top right, 60, /Peter Pugh-Cook 14, 23, 74, 81, 112, 113, /William Reavell 15, 19, 82, 91, 101, 109, /Paul Ryan 110, /Gareth Sambidge 21, 24, 29, 30 top centre, 30 top left, 30 top right, 30 bottom centre, 32, 33, 34 bottom centre, 38 left, 38 right, 39 top left, 39 top right, 39 bottom right, 40, 41 left, 41 right, 42, 43 left, 43 right, 43 centre, 45 top left, 45 top right, 45 bottom right, 45 bottom left, 48, 49 top right, 49 bottom left, 50, 51, 52, 59, 64, 70, 79, 85, 88, /Roger Stowell 69, 96, /Richard Truscott 87, /Ian Wallace back cover, 6, 9, 10, 22, 37 top left, 46, 47, 63, 65, 76, 80, 84, 106, 108, /Mark Winwood 44, /Jacqui Wornell 18, 31, 83, /Polly Wreford 107, 111.
Photodisc 72, 115.

注意

本書に掲載されているアドバイスや情報は正しく、またマッサージの手順は無理のないものに変えてありますが、専門家の治療に代わるものではありません。医療行為は、健康面でのあらゆる事項を考慮して行われるべきものです。医学的治療が必要な方は、正式な資格を有する医師か療法師にご相談下さい。

目次

アロマセラピーの基礎知識　6
精油使用上の注意と過敏症について　7
精油とはどんなもの？　8
精油の産地は？　10
アロマセラピーの歴史　12
精油の治癒力　14
精油を吸収する身体のメカニズム　16
使い方　18
精油のブレンド法　22

精油を使ったマッサージ　26
準備　28
基本テクニック　30
全身マッサージの手順　34
性欲を高めるマッサージ　48
赤ちゃんと子どものためのマッサージ　50

アロマセラピーで治す　54
呼吸器系　56
循環器系　60
消化器系　64
免疫系　68
婦人科系　72
骨と筋肉　76
スキンケア　80

アロマセラピーで心を元気に　90
心身のバランスを取る　92
性欲を高める香水　101

住まいに活かすアロマセラピー　102
玄関ホール　104
キッチン　106
ダイニングルーム　108
リビングルーム　110
バスルーム　112
寝室　114

精油リスト　116

キャリアオイル・リスト　124

索引　126

アロマセラピーの基礎知識

アロマセラピーとは、芳香のある木や草から採った自然のオイルを使って、心と身体を癒し元気にする、穏やかで効果的な方法です。芳香植物から抽出した精油は、化学薬品の代用品として貴重なはたらきをしてくれます。本書では、精油とは何なのか、また、その効能と使用方法について解説していきます。マッサージの章では、ステップごとの写真とともに、精油を使った全身マッサージの手順をご紹介します。また、アロマセラピーが治療効果を上げる疾患や、精神面への有効性についても、おすすめの精油や使い方を交えて解説します。さらに、精油は家事にも利用できますので、「住まいに活かすアロマセラピー」の章で、植物の力を日々の暮らしに利用する方法をお教えします。巻末には、オイルのリストを掲載し、おすすめの精油とキャリアオイルの特性や用途をまとめました。

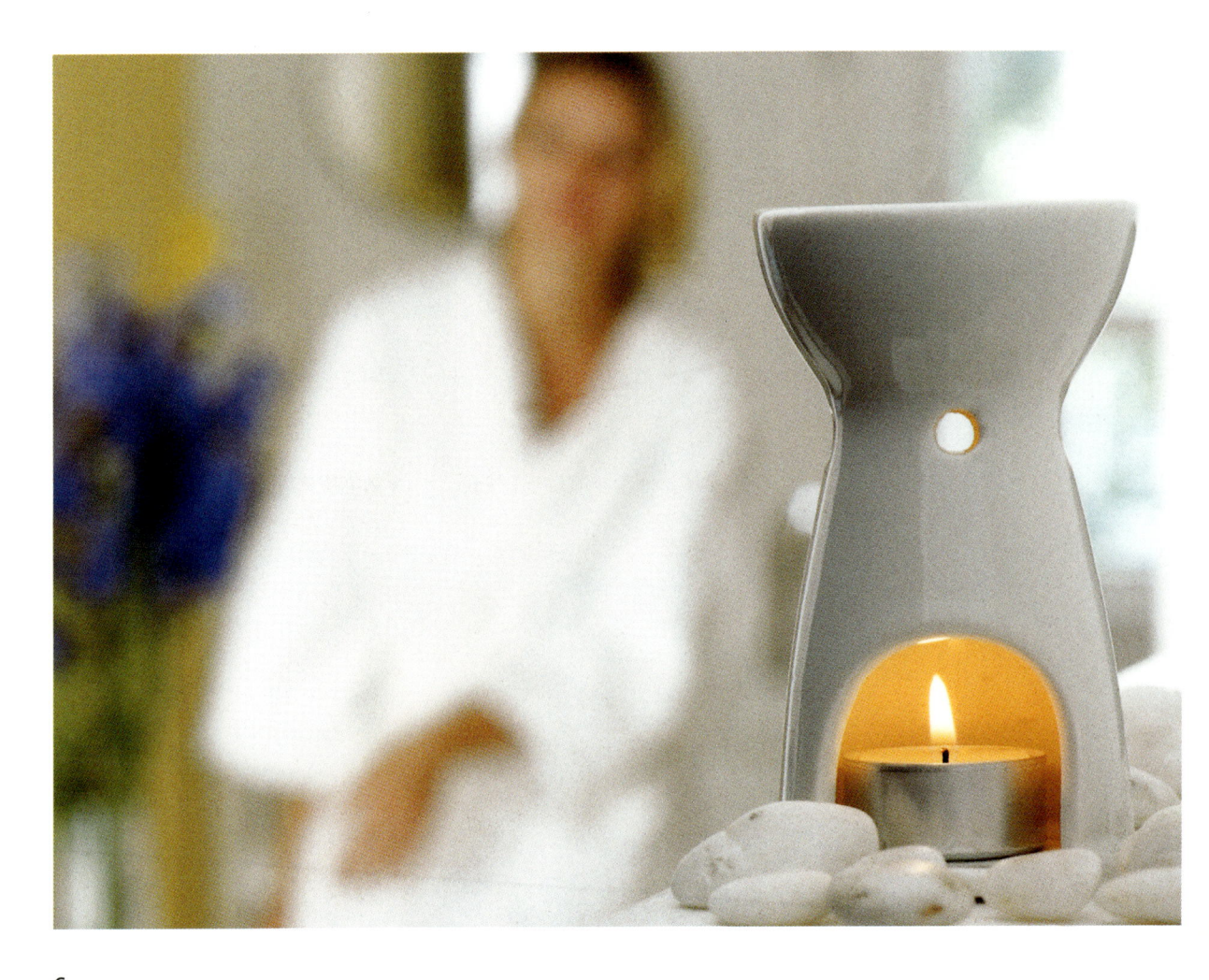

精油使用上の注意と過敏症について

パッチテスト

肌が弱かったり、アレルギーがある場合は、精油やキャリアオイルを使う前に、次の手順でパッチテストを行ってください。

＊手首からひじにかけての腕の内側をやわらかいボディブラシでこすります。

＊殺菌作用のない絆創膏に精油を2滴落とします。

＊この絆創膏をブラシでこすった部分に貼り、48時間そのままにしておきます。

＊絆創膏にかぶれやすい人は、通気性がよく、かぶれにくいマイクロポアテープを使ってください。

精油が合わない場合はすぐに皮膚に刺激を感じますが、キャリアオイルに対するアレルギーや過敏症の反応は、数時間経たないとわかりません。パッチテストを行った結果、皮膚が赤くなったり、腫れたり、非常にまれですが水疱ができるといった症状が出たら、その精油やキャリアオイルは使わないでください。

過敏症が起きたら

何らかの過敏反応が出たら、次の方法を試してください。複数の方法を組み合わせて行ってもかまいません。

＊無香料のせっけんで腕をやさしく洗い、油分を取り除きます。

＊皮膚を空気にさらします（日光にさらしてはいけません）。こうすると、油分の蒸発が早くなります。

＊過敏症の一般的な対処法と同じように、刺激の少ないコルチステロイド・クリーム（副腎皮質ホルモン剤）をつけます。

精油の禁忌

精油を使用する前に、必ず、精油リスト（P.116-123）とキャリアオイル・リスト（P.124-125）で、使用上の注意と禁忌を確認してください。次のような場合は、使えない精油があります。

＊アスピリン、ヘパリン、ワルファリンの投与中は使用を避ける：ベイ

＊パラセタモール（解熱鎮痛薬の一種）服用時は使用を避ける：フェンネル

＊妊娠中は使用を避ける：カユプテ、カモミール（ローマン）、セロリシード、シナモンリーフ、クラリセージ、フェンネル、ジャスミン、ラベンダー、スパイクラベンダー、マジョラム（スウィート）、ミルラ、ニアウリ、ローズマリー、タジェティーズ、ヤロー

＊乳幼児には使用を避ける：フェンネル、メイチャン、ニアウリ、ペパーミント、タジェティーズ

＊高血圧症の人は使用を避ける：ローズマリー、タイム（レッド）

＊発熱時は使用を避ける：ラバンジン、スパイクラベンダー

＊てんかんの持病がある人は使用を避ける：フェンネル、ラバンジン、スパイクラベンダー、ローズマリー

＊肝臓疾患（アルコール依存症も含む）のある人は使用を避ける：フェンネル、ローズマリー

＊アレルギー体質の人は使用を避ける：アーモンド（スウィート）・キャリアオイル、ウィートジャームキャリアオイル

＊敏感肌の人は使用を避ける：シトロネラ、クローブ、ユーカリ・シトリオドラ、ゼラニウム、マヌカ、メイチャン、ペパーミント、ティートリー、タイム（レッド）、イランイラン

＊光毒性（光感作性）があるため、塗布した部分を日光に当てない：アンゼリカ、ベルガモット、グレープフルーツ、レモン、ライム、タジェティーズ、イランイラン

アロマセラピーの基礎知識

精油とはどんなもの？

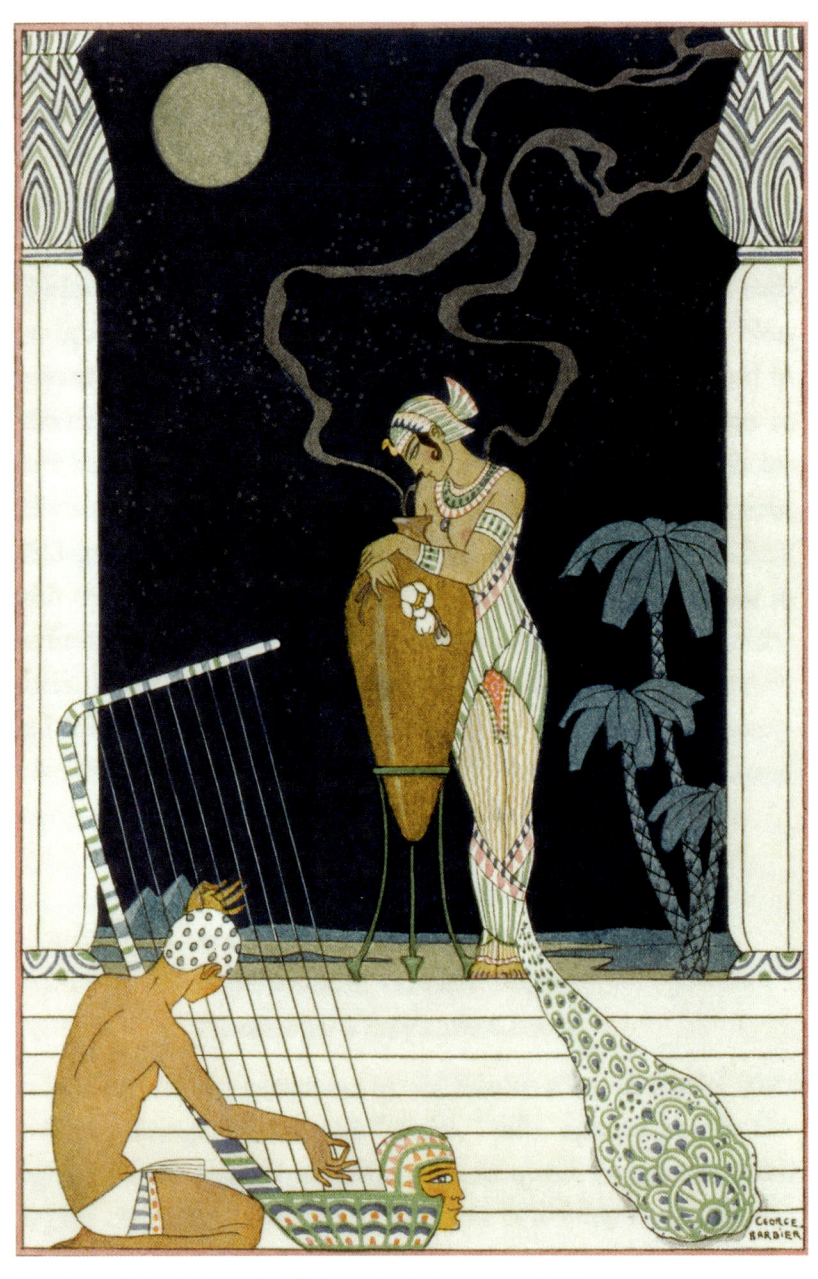

　自然は、私たちの心と体の状態を高め、癒す物質を与えてくれています。この物質こそが「精油」（エッセンシャルオイル）です。「エッセンス」または「揮発性油」と呼ばれることもあるこの油は、芳香植物から抽出されます。精油は植物繊維の中にある脂腺または液囊にたまっており、その機能は、授粉を進め、植物の生存を助け、捕食者の攻撃を避けることにあると考えられています。

　精油は、植物の様々な部分に含まれています。

＊花（ラベンダーやローズ）
＊果実（レモン）
＊葉（ユーカリ）
＊液果（ブラックペッパー）
＊樹脂（フランキンセンス）
＊球果（サイプレス）
＊芯材（サンダルウッド）
＊根茎（ジンジャー）
＊草の根（ベチベール）

　特殊なのはオレンジの木で、この木からは、それぞれ異なった薬効のある3種類の精油が採れます。

＊ネロリは、花から採った精油で、ほろ苦い香りと鎮静効果があります。
＊プチグレンは、葉から採った精油で、皮膚に効果的です。
＊ビターオレンジは、果皮から採った精油で、不安な気持をやわらげてくれます。

上　『エジプト』：1912年刊行の『ジ・アート・オブ・パフューム』より

精油の製造法

1滴の精油を採り出すためには、多くの工程が必要です。25gのローズの精油を抽出するために、6万個のバラの花を使います。一方、ラベンダーの精油は抽出しやすく、乾燥花100kgから3ℓの精油が採れます。

✽

ジャスミンとバラの花は、夜明け前に手で摘まなければなりません。太陽の熱で、花びらに含まれる精油が蒸発してしまうからです。

✽

サンダルウッド（白檀）は、樹齢30年を越え、樹高9m以上の木を切って蒸留し、精油を抽出します。

✽

原料となる植物の栽培方法や摘み方が、個々の精油の価格に反映されます。ジャスミンは、もっとも高価な精油のひとつです。1ℓの精油を採るために、手摘みによるジャスミンの花が800万個も必要です。

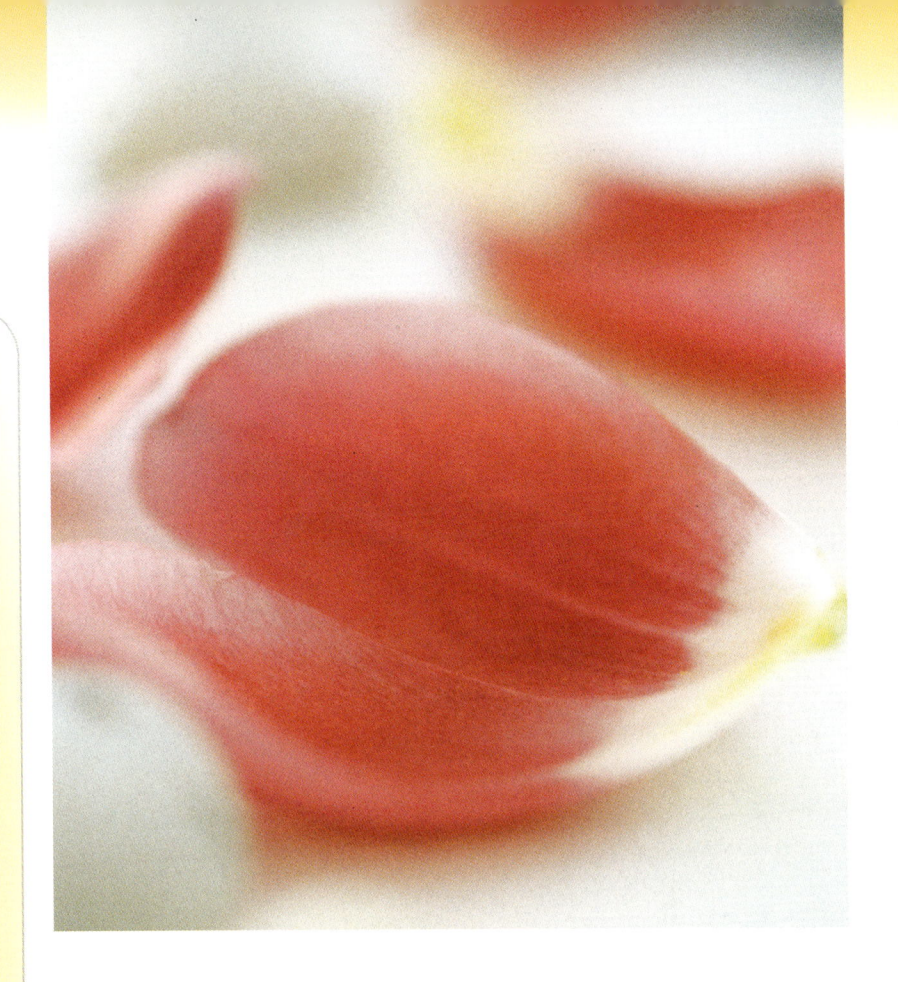

植物の名前

精油リスト（P.116-123）には、原料に使われている植物の俗名と一緒に、ラテン語の学名も掲載しています。一見とっつきにくい感じがするかもしれませんが、学名は世界共通の名前であり、俗名と違って他の植物と混同することがありません。あらゆる植物には固有の学名があるからです。この名前は、2つのパートに分かれています。前半はその植物の属を示し、最初の1字を大文字で表記します。後半は種を表しており、すべて小文字で表記します。

例えばアロマセラピーで広く利用されるユーカリは、ユーカリ（属）・グロブルス（種）と呼ばれます。植物は種が違えば、特性も異なります。ユーカリ・グロブルスの場合、オキシドとケトン（P.14参照）が多く含まれ、風邪や鼻炎にかかっている大人に向く精油です。一方、ユーカリ・ントリオドラは、アルデヒド（P.14参照）が豊富なので、風邪には向きませんが虫よけ効果にすぐれています。

用途に向く精油がよくわからないときは、必ずリスト（P.116-123）を参照し、正しい精油を選ぶようにしてください。

アロマセラピーの基礎知識

精油の産地は？

精油は世界各地で作られています。カモミール、ペパーミント、ローズ、ヤローの精油は英国原産です。精油別の原産国を少し紹介すると、ユーカリ、ニアウリ、ティートリーはオーストラリア、シダーウッドは米国、イランイランとラバンサラはマダガスカル、プチグレンはパラグアイ、カルダモンはグァテマラ、ジンジャーは中国、サンダルウッドはインド、タラゴンとラベンダーはフランスです。採取した国が異なると、その植物の生育した土壌や標高が違うため、同種の植物でも化学構造や薬効に違いが出てきます。

標高の高い地域で生育したタイム（学名：*Thymus vulgaris*）は、日光をよく浴びて育っているためアルコール含有量が多いのですが、標高が低く、陽当たりがあまりよくない場所で育ったタイムは、フェノール（P.14参照）を生成します。どちらの精油も風邪やインフルエンザに効果がありますが、精油に含まれるフェノールの割合が高いと皮膚に刺激を与えることがありますので、標高の高い地域で生育したタイム・ウルガリスのほうが安全性が高いと考えられています。

南フランス産のラベンダー（学名：*Lavandula angustifolia*）は、エステルの含有量が多いため、皮膚の諸症状を落ち着かせ、癒す作用があります。一方でブルガリア産のラベンダーは、フランス産よりもアルコール含有量が多いため、収れん作用にすぐれ、皮膚を清浄にします。英国産のラベンダーは、フランス産よりも甘い香りがし、フランス産は、より深く強い香りがします。

精油を抽出する方法は？

精油は、様々な方法で植物から抽出されますが、よく使われるものとして、水蒸気蒸留法、圧搾法、温浸法があります。

＊**水蒸気蒸留法** 水を熱して、植物材料に蒸気を通します。すると揮発性の精油が混ざった蒸気が立ちのぼるので、これを冷却し、液化させます。集めた蒸留液の表面を、薄い膜のように覆っているのが精油です。この精油を、水と分離します。

＊**圧搾法** 柑橘系果物の精油は、蒸留ではなく、つぶして採り出すのが一般的です。柑橘類の場合、精油は外皮の内側にある精油嚢に含まれているため、絞り出さなければなりません。そのため、小さな針のついたコンベヤーで果物を転がして皮に穴を開けます。こうして流れ出てきた精油を集め、濾過します。

＊**温浸法** これは、キャリアオイル（P.24-25参照）に使われる方法で、純粋な精油の抽出法ではありません。植物素材を集めて刻み、サンフラワーオイルかオリーブオイルに浸します。この油を、穏やかに撹拌した後、強烈な直射日光に数日当てます。こうすると、精油をはじめ植物に含まれている可溶性の化合物がオイルに溶け出します。この油を慎重に漉して植物素材をすべて取り除くと、残った油は、精油の分子を含むキャリアオイルとなります。この方法が使われる植物には、カレンデュラ、キャロットルート、ハイペリカム（セントジョーンズワート）があります。

＊**溶剤抽出法** これは少量の油しか分泌しない植物に使われる方法です。摘んだ花をふさわしい溶剤に浸すと、その花の香り、色、ロウ分を溶剤が吸収します。この溶剤を揮発させると、「コンクリート」と呼ばれる物質が残ります。この

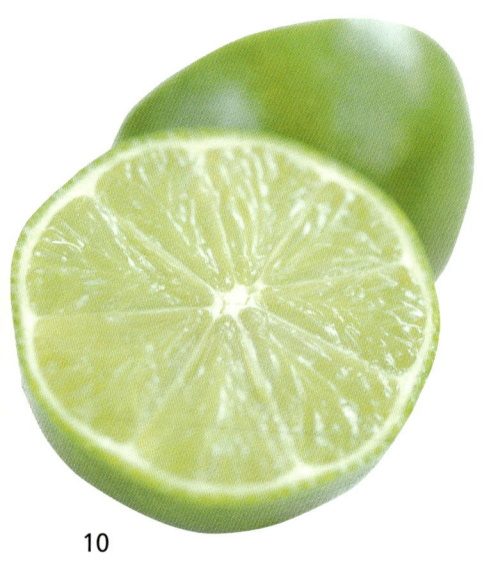

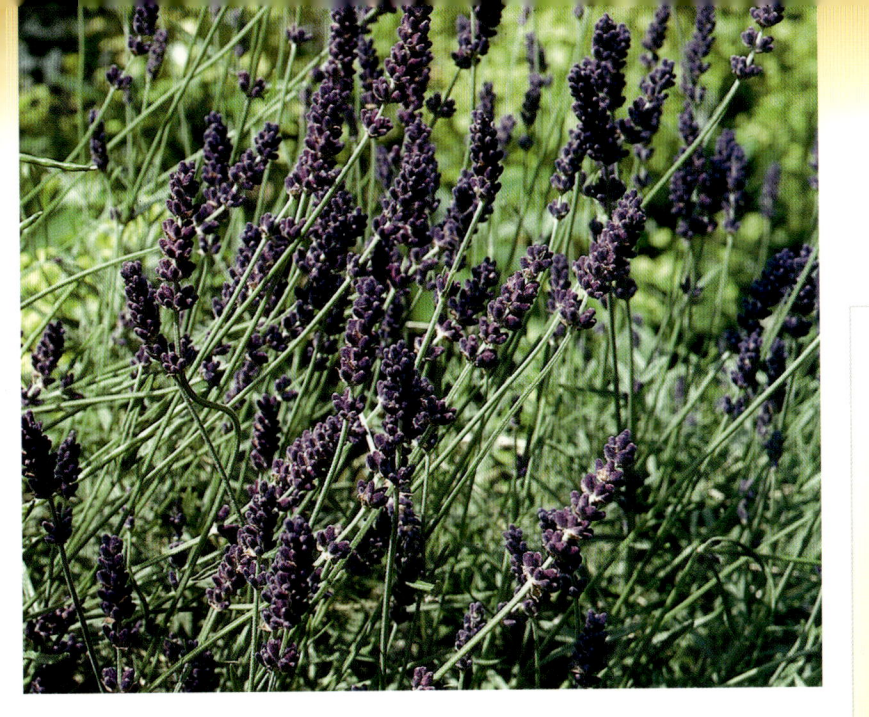

アロマセラピーの基礎知識

購入する際の注意

合成のオイルや香りをつけただけのオイルは、皮膚の過敏症を引き起こすことがあります。純粋な精油を探すのはたやすくありませんが、単に精油を販売するだけでなく、アフターサービスがしっかりしていて、安全性や使い方についてのアドバイスをしてくれる、評判のよい通販会社や小売店を探してみましょう。「アロマセラピーオイル」とラベルに書かれているものは、通常グレープシードオイルに精油をブレンドしたものです。こういったオイルは価格が安いように思えますが、1本に精油がほんの5〜10滴しか入ってないとしたら、実は非常に高い買い物です。それに、純粋な精油のもつホリスティックな治癒力はありません。この本で取り上げているフローラルウォーターやナチュラル・プロダクツは、自然療法を専門とする通販や小売店で入手することができます。

コンクリートにアルコールを加えてロウ分を取り除き、さらにアルコールを蒸発させると、「アブソリュート」が残ります。この方法は、ローズやジャスミンの精油に使われ、「アブソリュート」と、精油ボトルのラベルに明記されているはずです。しかし、最終的な商品にも2〜3％は溶剤が含まれているため、純粋な精油とは言えません。

注意：ローズのアブソリュートとローズオットーを混同しないでください。ローズオットーは水蒸気蒸留法で抽出した純粋な精油で、「オットー」とボトルのラベルに明記されているはずです。もし「オットー」の文字がなかったら、蒸留法で採り出した純粋なバラの精油であるという保証はありません。

精油の保管

化学減成とは、精油の品質が時間の経過とともに落ちていく過程を指します。精油が減成、言い替えれば劣化する原因は主に3つあり、大気中の酸素、熱、光です。精油が酸素に触れると、精油の組織が変化します。特に、レモンやパインのように、テルペン（P.14参照）の豊富な精油は、変化しやすいのが特徴です。熱と光も酸化を早めますので、精油は暗い色のついた密封できるボトルに入れ、熱や光を避けて保管することが大切です。

❊

希釈していない精油は、ボトルを開けたら1年以内に使い切るようにし、冷暗所で保管します。できれば箱に入れておきましょう。正しい方法で保管すれば、2年はもちます。ただし例外があり、柑橘系の精油は、涼しい場所に保管すれば1年間は使えるでしょうが、購入後6ヶ月以内に使い切るのが理想的です。

アロマセラピーの基礎知識

アロマセラピーの歴史

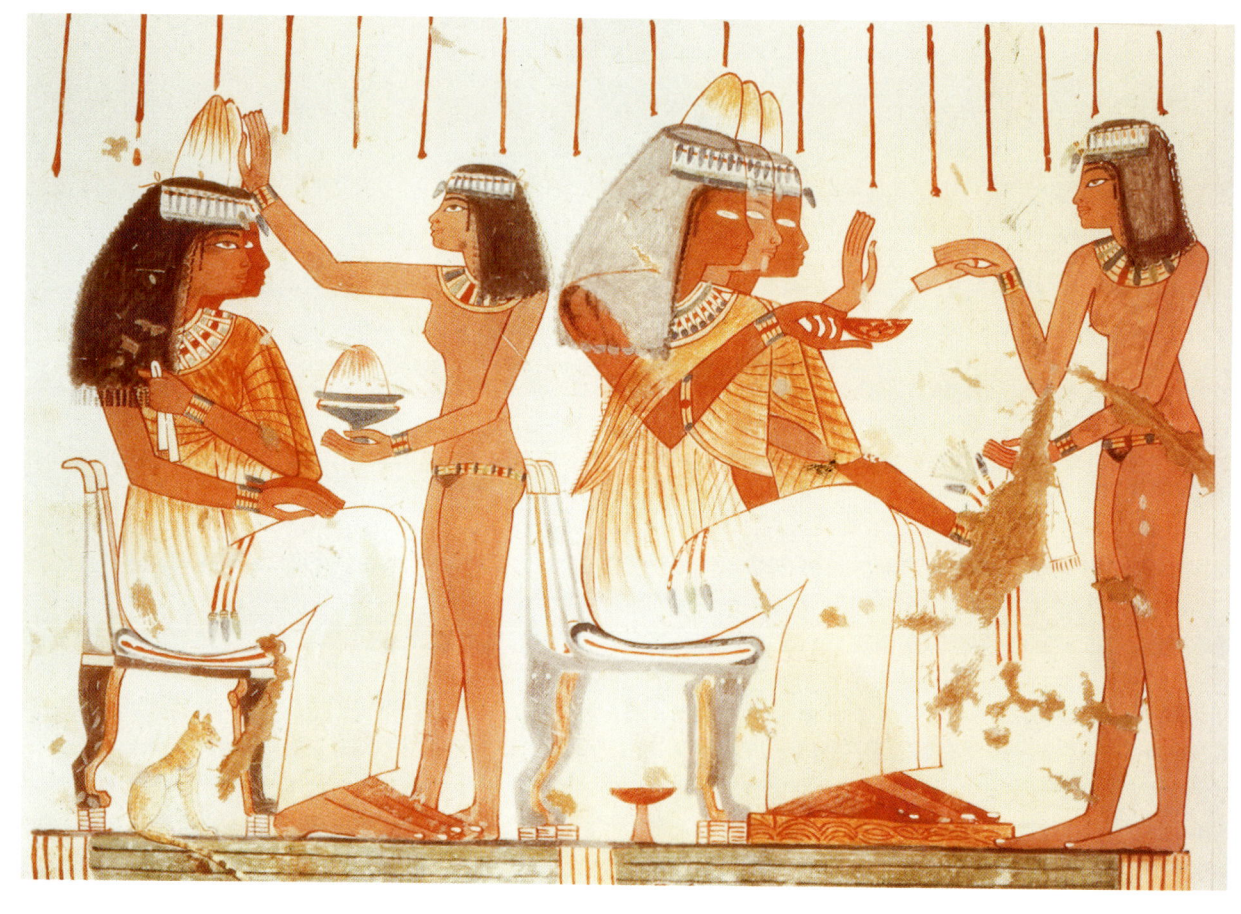

古代

　紀元前4500年ごろ、エジプト人はすでに香水を使っていました。エジプトの神々にはそれぞれシンボルとなる香りがあり、神の彫像には香油が塗られました。エジプト人は防腐処理に香油を利用しており、このようにして防腐処理を施した遺体は3000年は傷まないと、彼らは予測していました。

　古代ギリシアの医師で、「医学の父」と呼ばれているヒポクラテスは、「健康への道は、毎日アロマバスに入り、アロママッサージを受けることだ」と述べています。

　古代ヒンドゥー教徒の医術である、アーユルヴェーダは、植物エキスと精油を飲み薬に混ぜていました。キリスト教では、旧約聖書の出エジプト記に、神がモーセに特別な聖油の製法を伝える記述があります。それは、没薬（ミルラ）、シナモン、匂い菖蒲、桂皮（カッシア）、オリーブの油を材料としています。この聖なる油は、モーセの兄で、ヘブライ人最初の大祭司となったアロンの聖別に使われました。

上　古代エジプトの饗宴を描いた紀元前1400年ごろの壁画（複写）。古代エジプトの首都テーベにあるネバムンの墓で発見された。

アロマセラピーの基礎知識

ヨーロッパのアロマセラピー

バラは東洋原産の植物ですが、十字軍によってヨーロッパに伝えられました。人々はオリーブオイルに花びらを浸けて、その芳しい香りを保存しました。14世紀のヨーロッパでは、松(パイン)を路上で焚いたり、芳香性の植物を床に撒いて、伝染病を予防しました。15～17世紀にかけて、精油の抽出法、使用法を説明した植物療法に関する本が、ヨーロッパ全土で数冊出版されました。英国では、1653年にニコラス・カルペッパー著の'Herbal'が出版され、広く読まれました。

19世紀には、精油が薬として幅広く用いられるようになり、薬局には多くの芳香素材があふれました。何世紀もの間、この植物薬が伝染病から身を守る主な手段として使われていたのです。シダー、シナモン、フランキンセンス、ジュニパー、ラベンダー、ローズマリー、ローズ、セージといった精油についての研究が続けられ、カユプテ、チャービル、ネロリ、バレリアン、パインといった新種の精油が開発されました。香水の製造や精油の蒸留業は、北ヨーロッパ、とりわけフランスのグラースで発展し、次々と企業化されていきました。

「アロマセラピー」という言葉を最初に使ったのは、フランス人化学者のルネ＝モーリス・ガットフォッセです。彼は、20世紀始めにリヨン近郊で育ちました。彼は、当時使われていた化学薬品よりも殺菌効果が高い精油が数多くあることを、自らの研究で証明したのです。ガットフォッセは、腕と頭に壊疽性の大火傷を負いましたが、その部分にラベンダーの精油を塗ったため、火傷の治りが早かったうえ、傷跡も残りませんでした。彼は、「アロマセラピー」という言葉を論文に使い、初めての著書に同名のタイトルをつけました。この本は、1928年に出版されました。

アロマセラピーの今

ルネ＝モーリス・ガットフォッセの研究から枝分かれしたのが現代のアロマセラピーです。世界中の研究者や療法士によって、精油の研究が続けられてきました。しかしこの研究の目的は、支配的な科学イデオロギーに強制されている部分もあり、精油のもつ殺菌、抗生作用と逆症療法的特性(その疾患が引き起こす状態とはまったく異なる症状を生じさせることによって、病を治療する)のみにほぼ集中しています。冠状動脈疾患や、高齢者の疾患、睡眠障害の治療分野で現在も精油の有効性についての研究が続けられています。

1980年代の始めに、英国ワーウィック大での、ジョージ・ドッドとスティーヴ・ヴァントラーの研究により、嗅覚器の詳細なメカニズムが解明されました。これをきっかけに、アロマセラピーの研究や実験方法への新しい道が開けました。振り返ってみると、アロマセラピーの発展過程でもっとも大きな前進は、1種類の植物からのみ抽出した純粋な精油へと回帰したことです。純粋な精油の需要が高まっていることを受け、精油メーカーも、今ようやく純度にこだわった製品作りを始めています。

下　1932年パリで撮影。「ガットフォッセ」社は、この後、化粧品原料メーカーとして世界的な発展を遂げる。

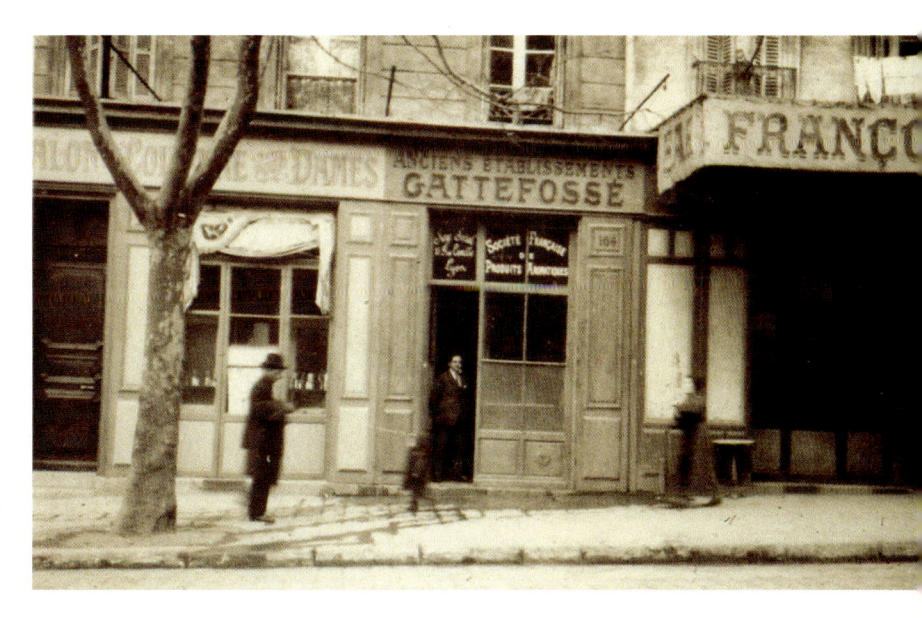

アロマセラピーの基礎知識

精油の治癒力

精油はたいへん甘い香りがするため、その香りだけに価値があると考えがちです。しかし、これは正しくありません。なぜなら、精油はたいへん複雑な分子構造をもち、私たちの心と身体に影響を及ぼすほどの、強力な作用があるからです。

平均すると、精油には100種類の成分が含まれており、技術の進歩によって、植物に含まれる成分の解明がいっそう進んでいます。より多くの成分についての知識をもてば、アロマセラピーの効果をより深く理解することができるでしょう。精油に含まれる主な化学成分は、次の6種類です。

＊テルペン
＊アルコール
＊エステル
＊アルデヒド
＊ケトン
＊フェノール

精油の薬効

生きている植物に含まれ、植物そのものの生存を支えている特性は精油の中に取り込まれており、この特性がアロマセラピーの治療に役立ちます。化学合成によるオイルにも見た目や香りは似たものがありますが、精油のような治癒力はありません。治療を効果的に行うためには、純粋な精油だけを使用しなければなりません。つまり水蒸気蒸留法、圧搾法、温浸法のいずれかの手段で抽出した天然の植物エッセンスを使う、ということです(P.10-11参照)。

化学合成による香水を買うなら、香りがよいかどうかという点だけで決めてかまいません。というのは、天然のエッセンスの化学構造をコピーしたり、組み替えたりした商品にに治療効果はまったくないからです。植物に含まれる化学成分こそ、精油のもつ治療効果の元なのです。

粗悪品

精油の世界は、純粋な精油の品質に対する、混乱や疑い、そして無知でいっぱいです。多くの精油は、薄めたり、ある成分を取り除いたり、混ぜたりして、品質を低下させています。これらの手法には、基本的に違いはありません。すべて、精油を自然な状態から変化させている、という点で同じなのです。科学試験を行えば、精油の成分を「読む」ことはできますが、精油が純粋かどうかまではわかりません。その理由は、化学合成による香りでも、芳香分子の組成は精油と何ら変わりがないからです。ただし、その精油に加えたり、取り除いたりした物質があれば、試験で判明します。

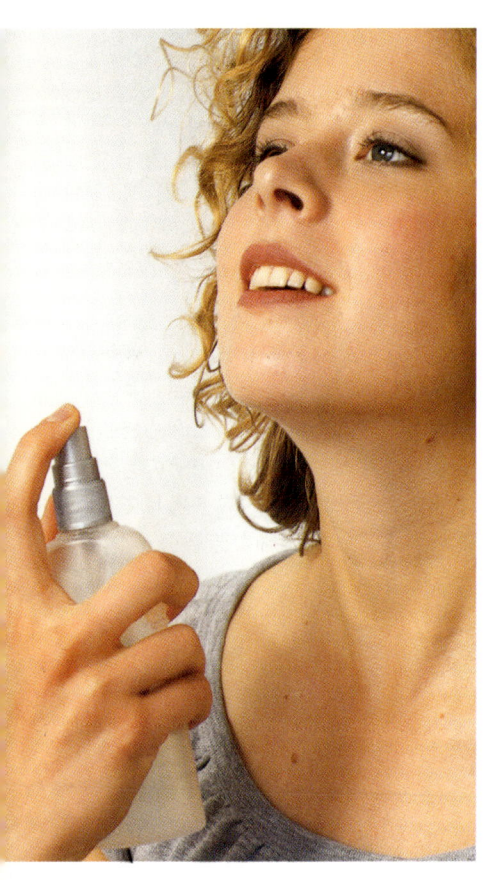

このような特殊な試験を行わなくても、手に入れたい精油の品質や純度を判断する方法はないものでしょうか？　ひとつの目安は価格です。ぜひ覚えておいていただきたいのは、粗悪な精油に高い値段がついている場合はありますが、高品質な精油に安い値段がついていることはありません。精油を購入する際は、ショップの販売員が、精油の純度、用途、安全性について、どの程度の知識をもっているか見極めましょう。信頼できるショップを探すことがとても大切です。

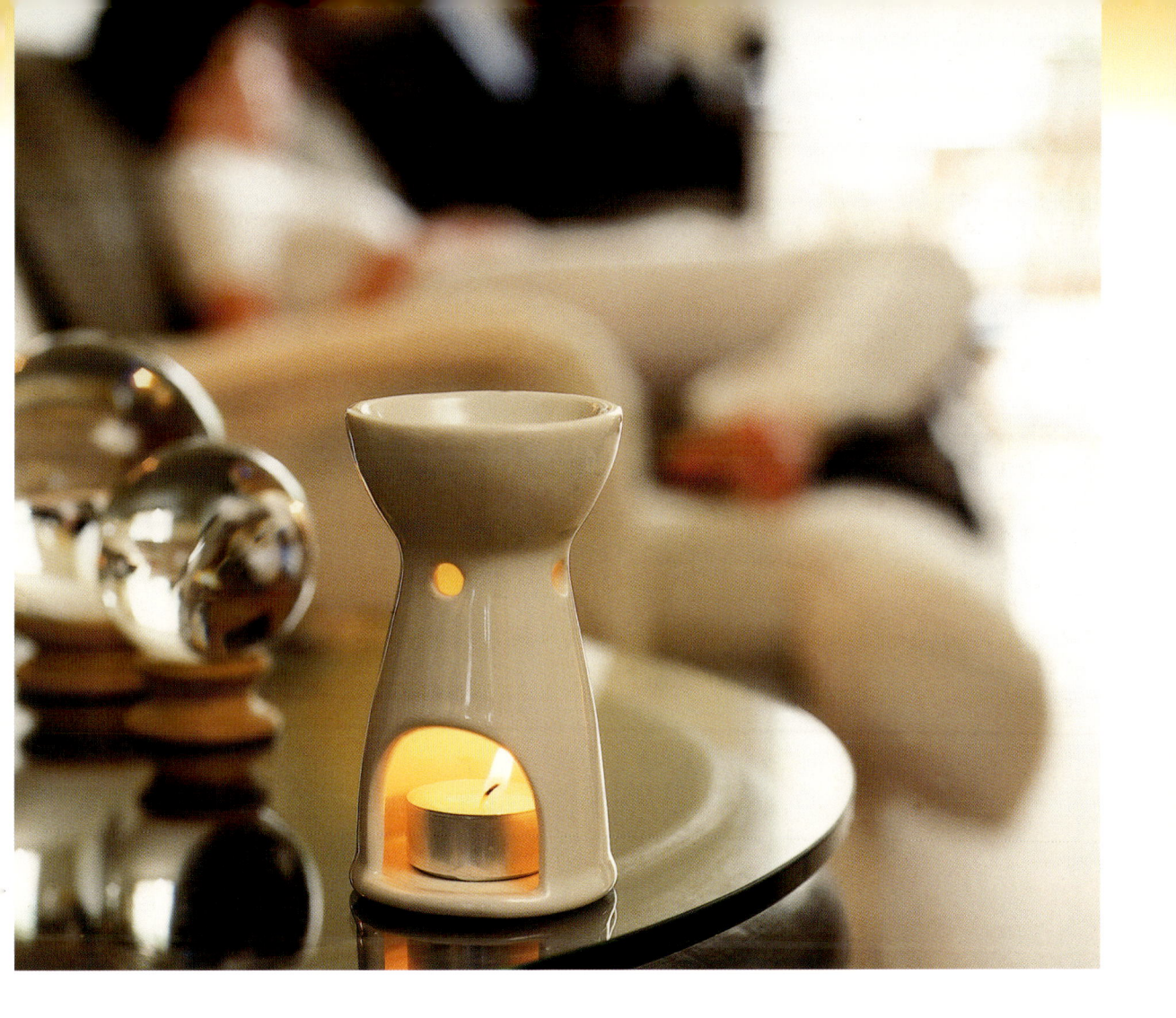

精油はどのように作用するか

　精油には、その植物の生命を維持してきた独自の化学成分が含まれています。この化学成分は、人体に対しても、鎮静、刺激、鎮痛、ホルモンバランスの調整、利尿など、様々な効果を上げます。

　免疫力と病気に対する抵抗力は、精神的な姿勢や態度に結びついていることが研究で明らかになりました。現代社会に暮らす多くの人々にとって、人生は、混沌、危機、そして大きなチャンスです。これらの要素は、たとえ建設的でも破滅的でも、ストレスの原因になります。気分の落ち込みだけで免疫力の低下を予測することはできませんが、うつ状態が深刻になればなるほど、免疫反応の低下が見つかりやすくなるという意味で、うつ状態はひとつの目安になります。

　アロマセラピーは、ケアを必要としている人の肉体面、精神面にはたらきかけます。この療法では、健康をプラスの状態と考え、病気をしていない状態とはみなしません。個性を重視し、ひとりひとりのニーズに合うケア法を組み立てることも特長です。精油の匂いをかいでその芳香を楽しんでいる間に、鼻を通じて身体にしみ込んだ微細な芳香分子が、化学的なメッセージを脳に伝え、心を元気にします。

アロマセラピーの基礎知識

精油を吸収する身体のメカニズム

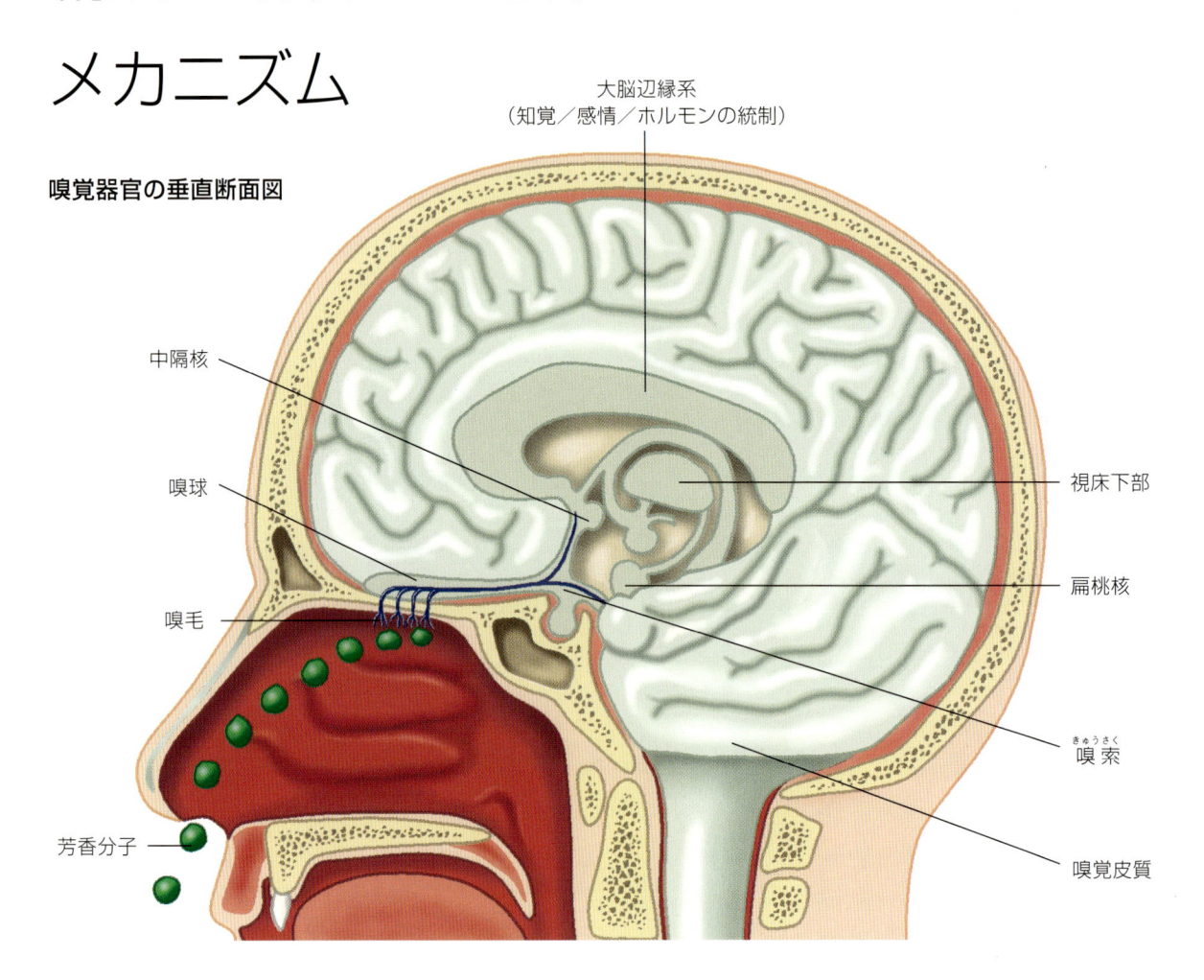

嗅覚器官の垂直断面図

図中ラベル：
- 中隔核
- 嗅球
- 嗅毛
- 芳香分子
- 大脳辺縁系（知覚／感情／ホルモンの統制）
- 視床下部
- 扁桃核
- 嗅索（きゅうさく）
- 嗅覚皮質

嗅覚器官

　嗅覚は、人間の五感の中でも、もっとも重要な感覚のひとつです。食物、敵、異性といった生きていく上で基本となる存在を知覚するために嗅覚は使われています。

　精油の香りを吸い込むと、匂いを感知する受容細胞が分布している上鼻道の天井に、精油の分子が突き当たります。受容細胞からは、嗅毛と呼ばれる細い毛が飛び出しており、この繊毛が香りを記録し、嗅球を通じてその情報を脳の中心にある嗅覚野（きゅうかくや）に伝えます。嗅覚野からは、香りの種類によって関連する脳の分野に電気信号が送られます。続いて各分野から神経化学物質が分泌され、鎮静、くつろぎ、刺激、幸福感を感じるといった効果が心身に現れるのです。芳香分子は、鼻腔から肺に進み、肺で血液に流れ込みます。

アロマセラピーの基礎知識

皮膚

　精油を皮膚に塗ると、その精油は、汗腺と毛包を通じて血液に流れ込みます。毛包には、精油の吸収を助ける油性の液体、皮脂が含まれています。精油は、毛包から血中に流れ込み、リンパ液と間質液（身体の全細胞を包んでいる液体）によって、他の器官へと運ばれます。

　精油が身体に吸収されるスピードは様々です。「トップノート」の精油（P.22-23参照）は速く吸収されます。この精油の分子は小さいので、皮膚に塗ってから約30分で、大循環（全身をめぐる血液循環）に到達します。一方、もっとも皮膚からの吸収に時間のかかる精油は「ベースノート」（P.23参照）です。トップノートに比べると、はるかに分子が大きく重いため、吸収が遅くなります。皮膚に塗った物質を吸収する能力をテストする古典的な方法として、足の裏にひとかけのにんにくをこすりつける方法があります。1時間ほどで息がにんにく臭くなるでしょう。

ワンポイント
精油を皮膚にすばやく浸透させるには、身体を温めておくことが大切です。入浴するか、精油を塗る部分にフリクションの動き（P.30参照）でマッサージを行います。

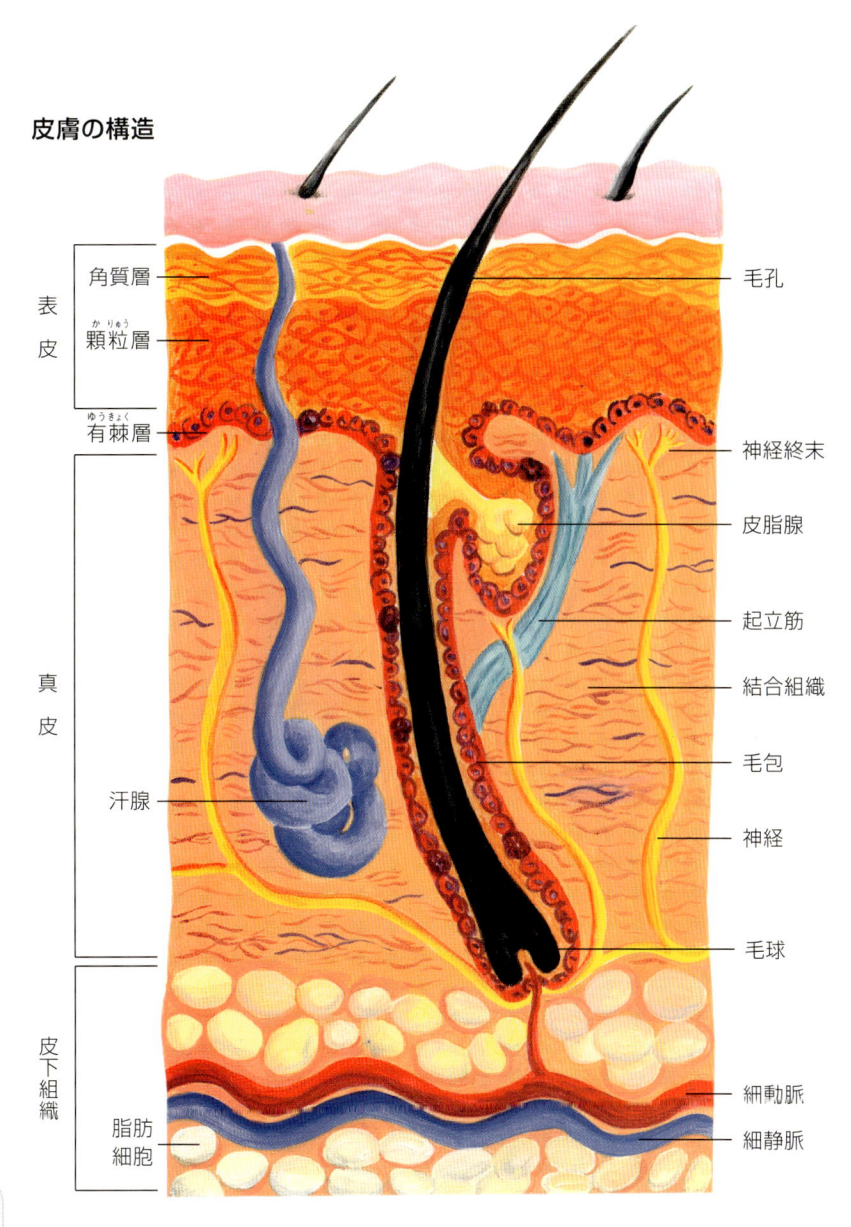

皮膚の構造

表皮
- 角質層
- 顆粒層
- 有棘層

真皮
- 汗腺

皮下組織
- 脂肪細胞

- 毛孔
- 神経終末
- 皮脂腺
- 起立筋
- 結合組織
- 毛包
- 神経
- 毛球
- 細動脈
- 細静脈

注意：皮膚に傷があったり皮膚疾患のある肌は、精油を吸収するスピードがたいへん速くなりますので、皮膚が反応を起こす危険性もそれだけ高くなります。何らかのトラブルのある皮膚に精油を塗るときは、充分注意してください。

アロマセラピーの基礎知識

使い方

　精油の主な使い方はマッサージ、入浴、吸入、拡散です。他の方法には、サウナや湿布などがあります。まずは次に紹介する数種類の方法を試して、自分に最適の方法をみつけましょう。使う精油、または精油のブレンドによっても、使い方は変わってきます。

マッサージ

　マッサージは、アロマセラピーの中でも特に重要な手段です。接触は、感覚的で心地よい、人と人との相互作用です。この接触を、専門家が行うような一定の手順でデリケートに行えば、不調を抱えていたり、疲れた身体に元気を与えることができます。これは、自信と自尊心を与えるひとつの方法なのです。マッサージに精油を使うと、癒しの手と癒しの香りに導かれた癒しの世界の扉が開きます。接触と香りだけでも落ち込んだ心を明るくし、身体が癒しの方向へ進みます。マッサージは、精油を使うもっとも効果的な方法です。

マッサージオイルのブレンド

　マッサージでは、精油は必ず植物性のキャリアオイル（P.24-25）とブレンドします。決して、精油を原液のまま肌につけてはいけません。精油は、好きな香りのものを選ぶようにしてください。

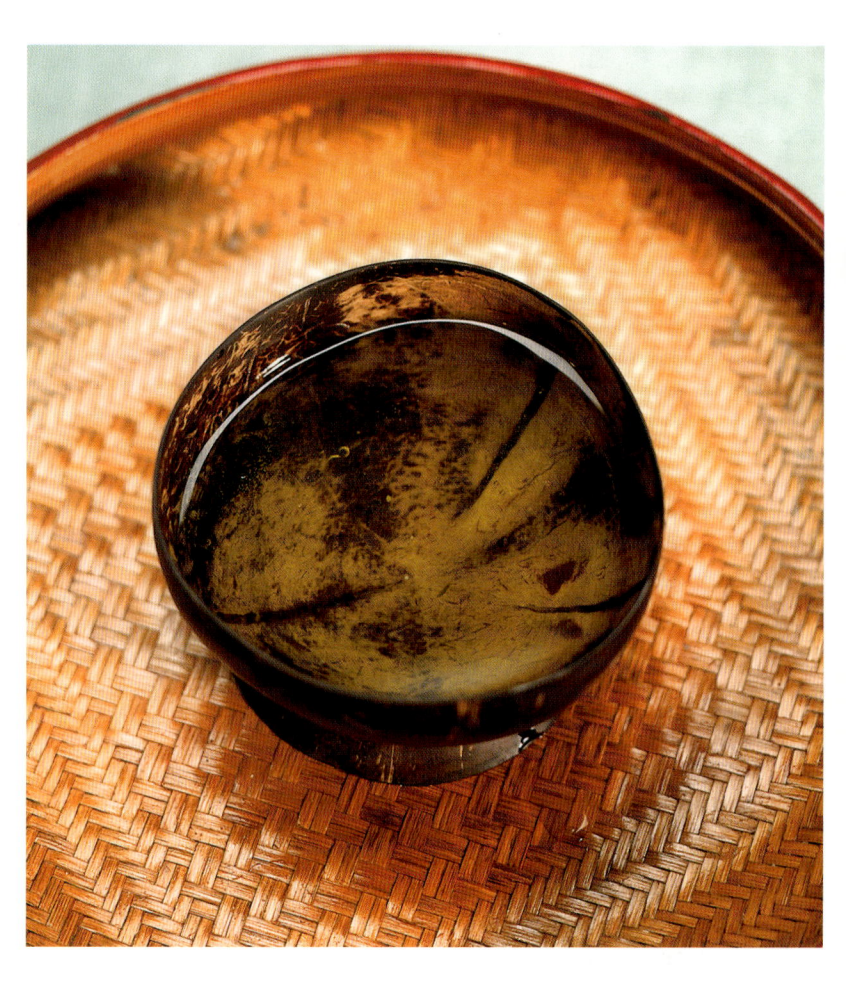

*大人なら、キャリアオイル15mlに対して、精油を6滴まで加えます。1種類の精油を使うか、特定の症状に有効性の高いブレンドを使います（P.22と、「アロマセラピー治療」などのページで紹介している「相乗作用のあるブレンド」の例を参照）。

*12歳未満の子どもにマッサージする場合は、キャリアオイル20mlに対して、精油を2滴加えます。

*3歳未満の乳幼児には、オーガニックのサンフラワーオイル50mlに精油を1滴加えます。植物性のキャリアオイルは、ナッツか種を原料にしたものが一般的ですが、乳幼児はこれらの原料にアレルギーを起こすことがあるため、オーガニックのサンフラワーオイルが最適です。

アロマセラピーの基礎知識

入浴

入浴は、精油を使ったもうひとつの効果的な方法です。通常は、浴槽のお湯に加えて使いますが、シャワーや手浴、足浴という方法もあります。

アロマバス

＊浴槽にお湯をはります。お湯にお好みの精油を4-6滴加えましょう。複数の精油を使うなら、合わせて4-6滴にしてください（P.22-23参照）。

＊乾燥肌や敏感肌の場合は、無香のバスフォーム（泡入浴剤）かバスミルク（アロマセラピー商品を幅広く揃えているショップで購入できます）10㎖に相乗作用のある精油ブレンドを加えます。バスフォームやバスミルクを使うと、精油がお湯の中に広がりやすくなります。

＊精油が身体にしみこみ、くつろぎと鎮静の効果が出てくるまで、少なくとも10分間はお湯につかります。

赤ちゃんと子どものためのアロマバス

＊3歳未満の乳幼児には、無香のバスミルク10㎖に精油を1滴加えたものをお湯に混ぜます。バスミルクを入れると、精油がお湯によく混ざります。お湯の表面に油の小滴が浮かばないため、乳幼児の敏感な肌でも炎症を起こす心配がありません。

＊12歳未満の子どもなら、浴槽にお湯をいっぱいにため、無香のバスミルク10㎖に精油を2滴加えたものを混ぜます。

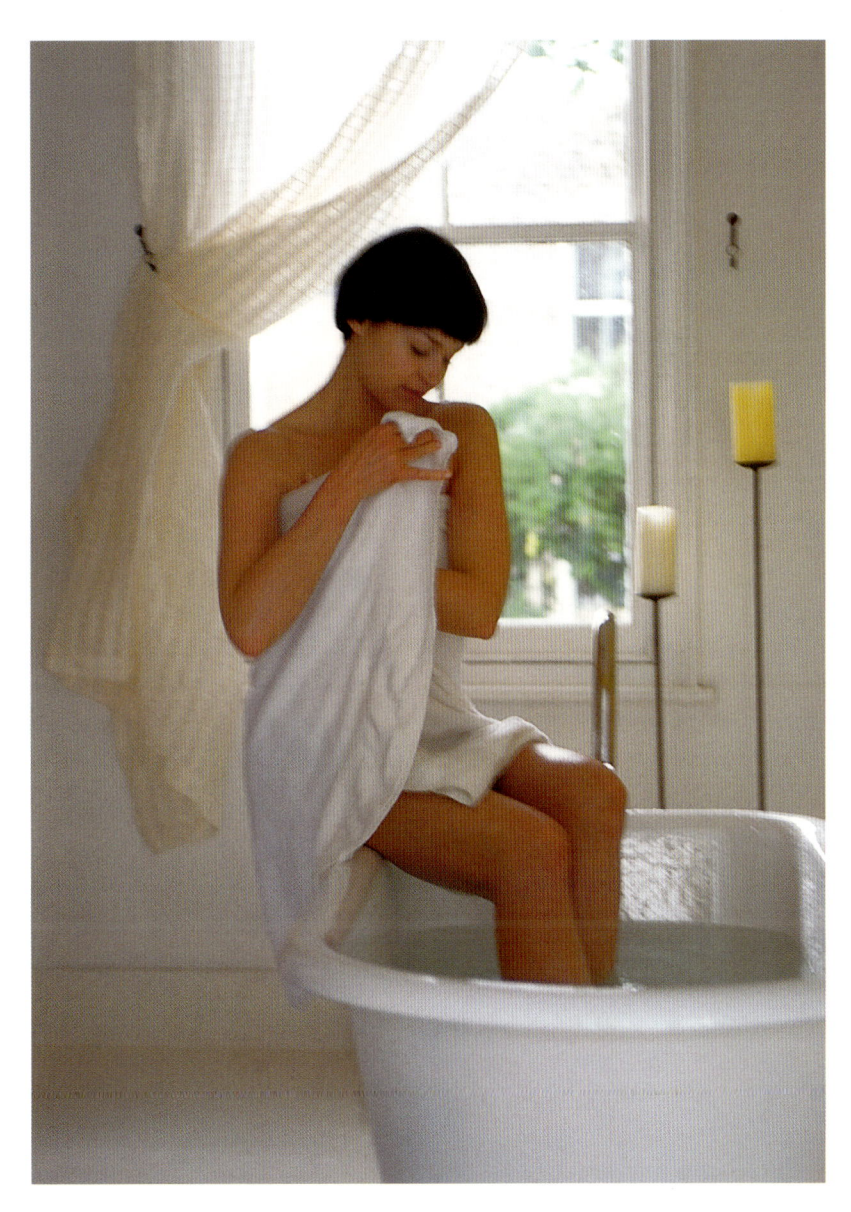

注意：はねたお湯が目に入らないよう注意してください。

シャワー

入浴よりもシャワーが好きなら、無香のシャワージェル（ボディソープ）50㎖に精油を6滴、または、相乗作用のあるブレンドを合わせて6滴加えて、通常どおりシャワーを浴びます。

合成香料を使った入浴剤やシャワ

ージェルに精油を加えないでください。皮膚の過敏反応を起こすことがあります。品揃えのよいアロマセラピー・ショップなら、無香の入浴剤を扱っています。

手浴、足浴

洗面器にお湯を入れます。無香のバスミルクに精油5滴を加え、洗面器に加えます。手か足を10～20分つけてください。

サウナでの精油利用法

水600mlに精油を2滴加えてかきまぜ、通常どおり熱源にかけます。加える精油は2滴までにしてください。その理由は、ユーカリやペパーミントなど、一部の精油は、加える量が多いと、強すぎて目にしみることがあるからです。

注意：サウナを出た直後にサンベッド（日焼けマシン）を使うなら、柑橘系の精油は使用しないでください。柑橘系の精油には光毒性があるため、火傷したり、皮膚に水ぶくれを生じる原因になります。

吸入

ハンカチかティッシュに原液を1～2滴たらして、必要なときに吸い込むのが、精油を吸入する簡単な方法です。

蒸気吸入では、鼻から蒸気を取り込むため、風邪、頭痛、鼻詰まりや喉の腫れ、カタル症状をやわらげます。安全で効果的に蒸気吸入をするために、次の手順に従ってください。

＊ボウルに、600mlから1ℓのお湯を入れます。

＊精油を2～6滴加えます（1種類もしくは、相乗作用のあるブレンド）。

＊ボウルの上に顔をのぞかせ、タオルを頭からかけます。目を閉じて、約1分間、鼻から深く蒸気を吸い込みます。

＊お湯に顔を近付けすぎないでください。火傷することがあります。

＊必要に応じて、1日に数回行ってください。

ボウルの代わりに、美顔用のスチーマーを使ってもよいでしょう。精油を2～6滴加えて、約1分間、蒸気を吸い込みます。

注意：乳幼児には、蒸気吸入をさせないでください。また、乳幼児の皮膚や衣服に原液を塗らないでください。精油は強力ですから、強い反応を引き起こすことがあります。

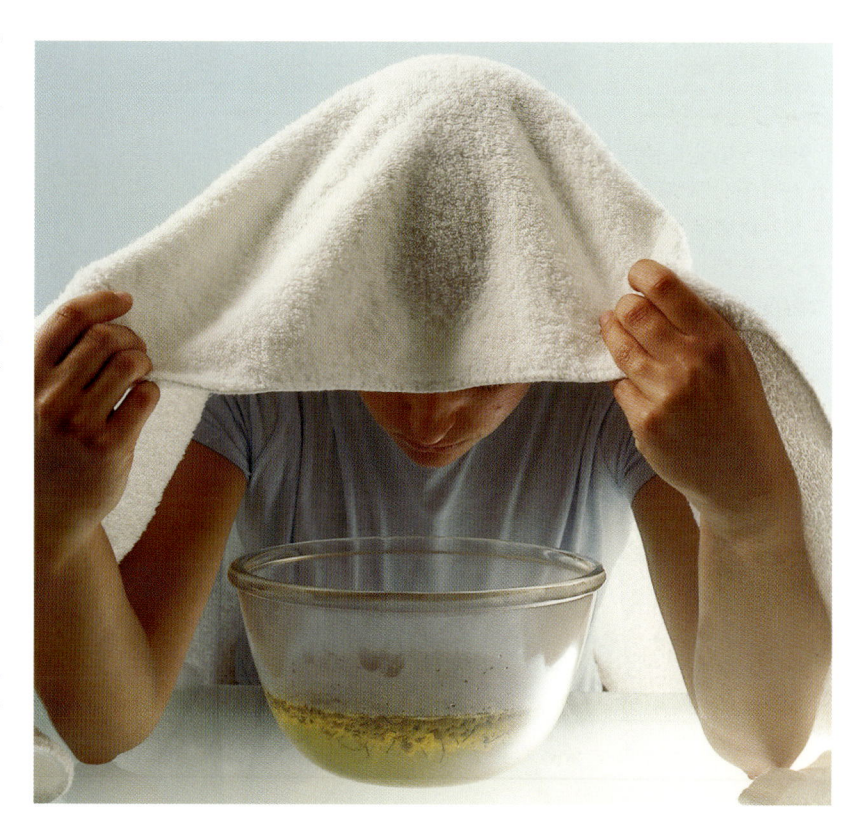

精油の拡散

精油を気化させて、お部屋の空気に心地よい香りをつける方法がいくつかあります。

オイルバーナー

陶器か金属ポットの上に、小さな受け皿が付いているのが一般的なタイプです。この受け皿には水を入れ、ポットの過熱を防ぎます。ろうそくをつけて、バーナーの部分に入れます。受け皿の水に精油を10滴加えてください。ろうそくの熱で、精油の香りが空気中にたちのぼります。受け皿には、キャリアオイルを入れないでください。熱したキャリアオイルが万一こぼれたら、ひどい火傷を負うかもしれません。

ディフューザー

精油を安全に使用するために作られた専用の電気器具です。ディフューザーに精油を12滴まで入れ、コンセントを差して作動させます。適切な温度を保つことができ、精油を熱しすぎる心配がありません。

幼児やお年寄りのいる部屋で香りを拡散させたいときは、陶器や金属製のバーナーではなく、この電気式のディフューザーを必ず使ってください。

加湿器

お皿に水を入れ、精油を12滴まで加えます。このお皿をラジエーターの上に置いておくと、スチーマーとしても、加湿器としても使えます。

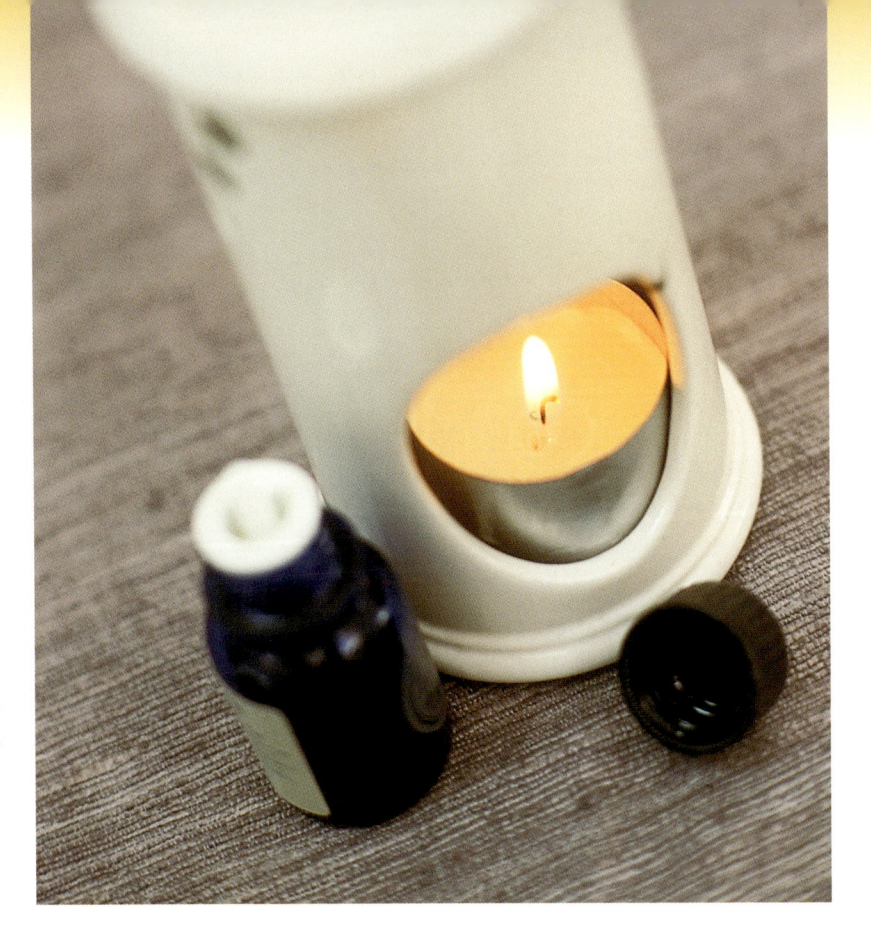

ルームスプレー

ぬるま湯300mlを園芸用スプレーボトルに入れ、精油を10滴加えます（相乗作用のあるブレンドは、P.22-23を参照）。使う前に必ず振り混ぜてください。

香水

キャリアオイルに、相乗作用のある精油ブレンド（特定の疾患に効くブレンドや部屋別のブレンドはP.54-115の各ページをご覧ください）を混ぜ合わせます。このブレンドをビンに入れ、通常の香水と同じように使ってください。

精油を使った湿布

布を折りたたんだり、ガーゼのパッドをお湯または冷水に浸して、身体の不快な部分に強く押し当てるのが湿布です。身体のごく一部や、狭い部分にしか湿布は当てないので、ブレンドは通常よりも強めにします。

大人向けなら、まずマッサージ用として、植物性キャリアオイル20mlに精油を10滴まで加えます。

＊不快感や痛みのある場所を、このマッサージオイルを使って、やさしくマッサージしましょう。

＊マッサージした場所に、温湿布または冷湿布を30分当てます。痛みのある部分には温湿布を、炎症を起こしていたり、発熱があるとき、またねんざした場所には、冷湿布を当てます。

アロマセラピーの基礎知識

精油のブレンド法

　香水メーカーでは、香りを調合する人のことを、「鼻」と呼びます。この非常に重要な役割を果たす「調香師」は、数千種類の製品と香りについての知識をもっており、たったひとつの香りを生み出すために、数多くの香りを調合します。調香師は様々な香りの組み合わせを研究し、バランスがよく心地よい新しい香りを作り上げようと試みます。

　誰もが、鍛えられた「鼻」になれるわけではありませんが、自分自身がどんな香りが好きで、楽しめるのかということならわかるでしょう。ここでは、簡単で覚えやすい精油の組み合わせ方をご紹介します。

相乗作用のあるブレンド

　精油をブレンドすると、それぞれの精油を個別に使用するよりも、確実に効果が上がります。例えば、ラベンダーをカモミールとブレンドすると、カモミールのもつ抗炎症作用が高まります。このように、ブレンドした精油同士の相性がよいと、その組み合わせは「シナジー（相乗作用）」と呼ばれます。高い相乗作用を生み出すためには、ケアする症状はもちろん、不調の根底にある原因も考慮しなければなりません。

　ある特定の症状や状況に合う、相乗作用のあるブレンドの例は、この本に後ほど出てきます。本書のブレンド例は、ケアを必要としている状態に効果を上げるでしょう。しかし症状は人それぞれ違うので、どの精油やブレンドが自分に最適なのか見極めなくてはなりません。まずは本書の各ページで紹介している「相乗作用のあるブレンド」を基本のブレンドと考え、試してみてください。それから、「他の効果的な精油」で取り上げている種類も試してみましょう。この中から、「相乗作用のあるブレンド」よりも自分に合う精油が見つかるかもしれません。

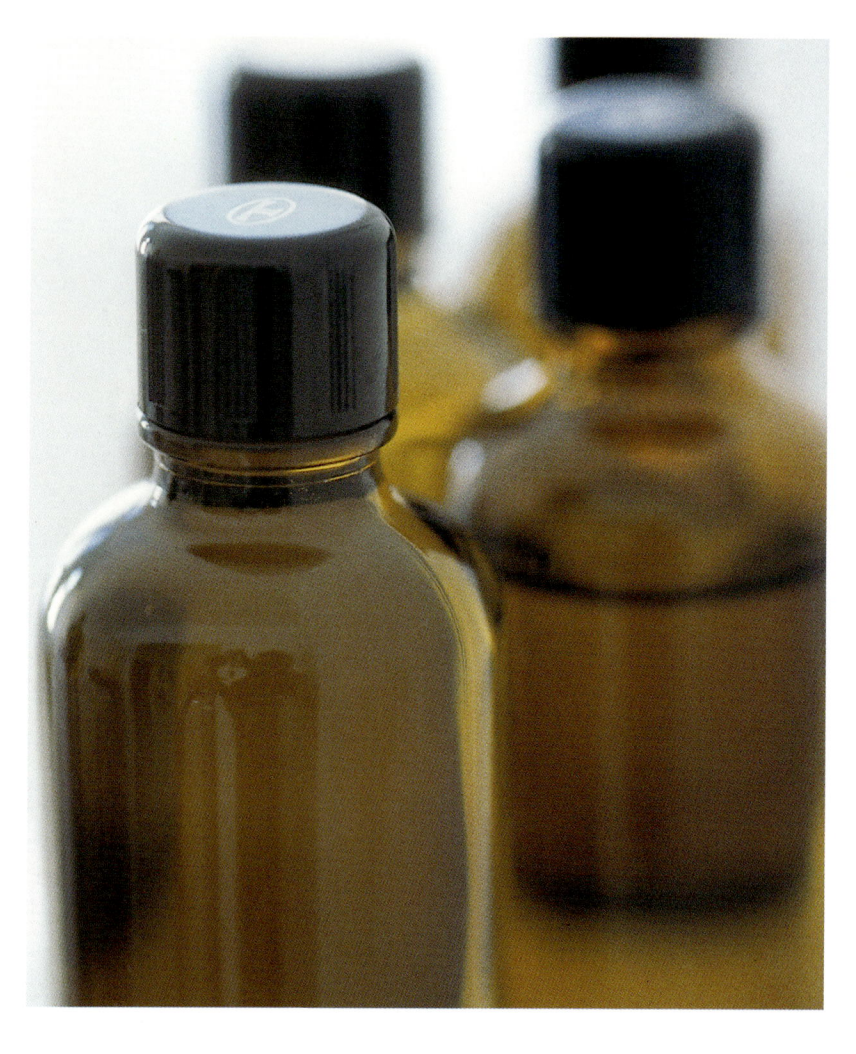

　精油はたいへん強力ですので、必ず規定量を守ってください。例えば、ペパーミントを2滴と書いてあったら、さらに3〜4滴加えるといったことはやめてください。量が多いとそ

アロマセラピーの基礎知識

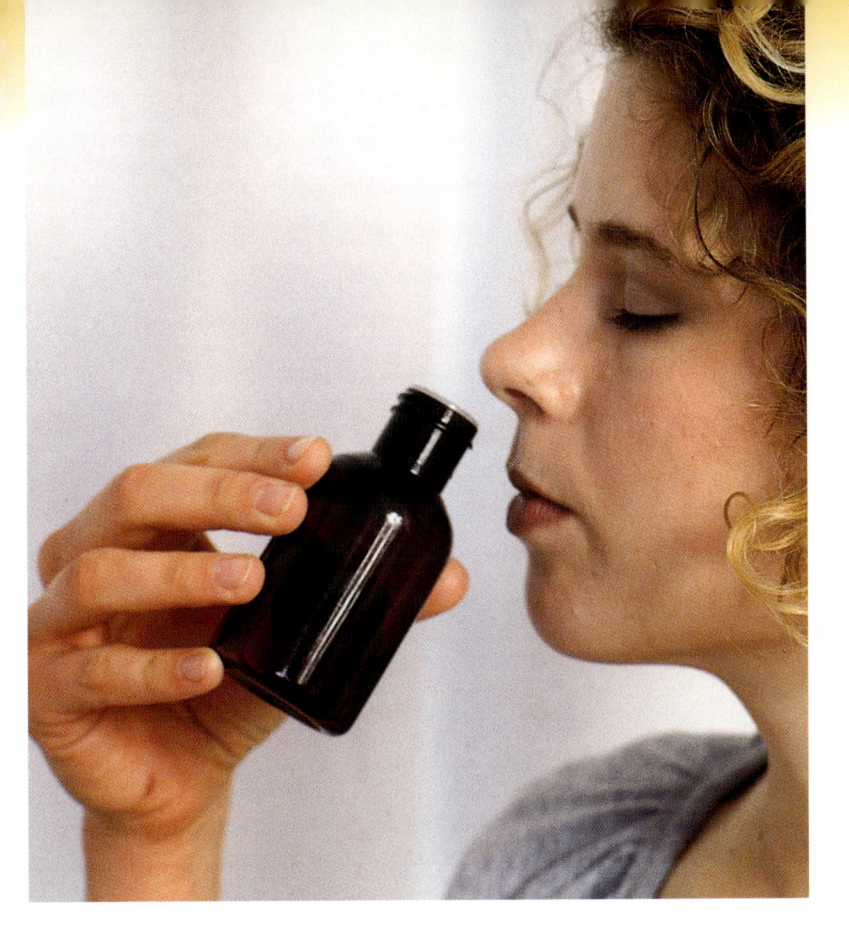

* **ミドルノート** ブレンド主要部をなします。香りの角を取り、縁をなめらかにします。多くは、温かみと丸みのある、やわらかで豊かな香りです。通常、ミドルノートはブレンドの大半を形作ります。

* **ベースノート** 揮発保留剤です。ブレンドに深みを与え、皮膚に取り込み、香りを定着させ持続させます。ビンから香りをかぐとベースノートは弱く感じますが、皮膚につけると強く反応し、力を発揮します。

トップ、ミドル、ベースの各ノートのブレンド

精油をブレンドするもうひとつの方法として、トップ、ミドル、ベースの各ノートで精油を組み合わせる手法があります。精油のリスト（P.116-123）で、使いたい精油がどのノートに属すのか確かめてください。

※

バランスの取れたブレンドを生み出すには、自分が心地よいと感じる香りの精油を選ぶことです。自分の好みの香りのグループから、トップノートに当たるものを1種類、同様に、ミドル、ベースを1種類ずつ選びます。トップ2滴、ミドル3滴、ベース1滴をキャリアオイル15mlに混ぜ合わせます。この方法でできあがったオールラウンドに使える香水は、バランスのよい香りを放ち、どのノートも他を圧倒してしまうことがありません。

れだけ効き目があると考えがちですが、皮膚を刺激するだけで何のメリットもありません。反対に、規定量よりも少な目に使いたいということもあるでしょう。場合によっては、薄めたほうが効果が上がることはあります。

トップノート、ミドルノート、ベースノート

精油のビンを開けると、最初にたちのぼるのが「トップノート」の芳香分子です。2〜3秒後に、より重い分子が揮発し始めますので、「ミドルノート」と「ベースノート」が加わった精油の全体的な香りが感じ取れるはずです。ある精油をかいだとき、最初は「いい香り」と思うのに、しばらくすると気が変わることがあるのはこのためです。その場合、あなたが受けつけなかったのは、ふたを開けて少し間をおいてから立ちのぼってくる重い分子ということになります。ごく少量をティッシュか試験紙につけて精油の香りをかぐのが一番です。こうすると、一度に全体的な香りが感じ取れます。

* **トップノート** 最初に感じる香りです。長持ちはしませんが、ブレンドの第一印象を決めるので、たいへん重要です。トップノートの香りは、シャープで身体にしみわたり、揮発性が高く、極端です。冷たい香りか熱い香りのどちらかで、決して温かい香りではありません。

アロマセラピーの基礎知識

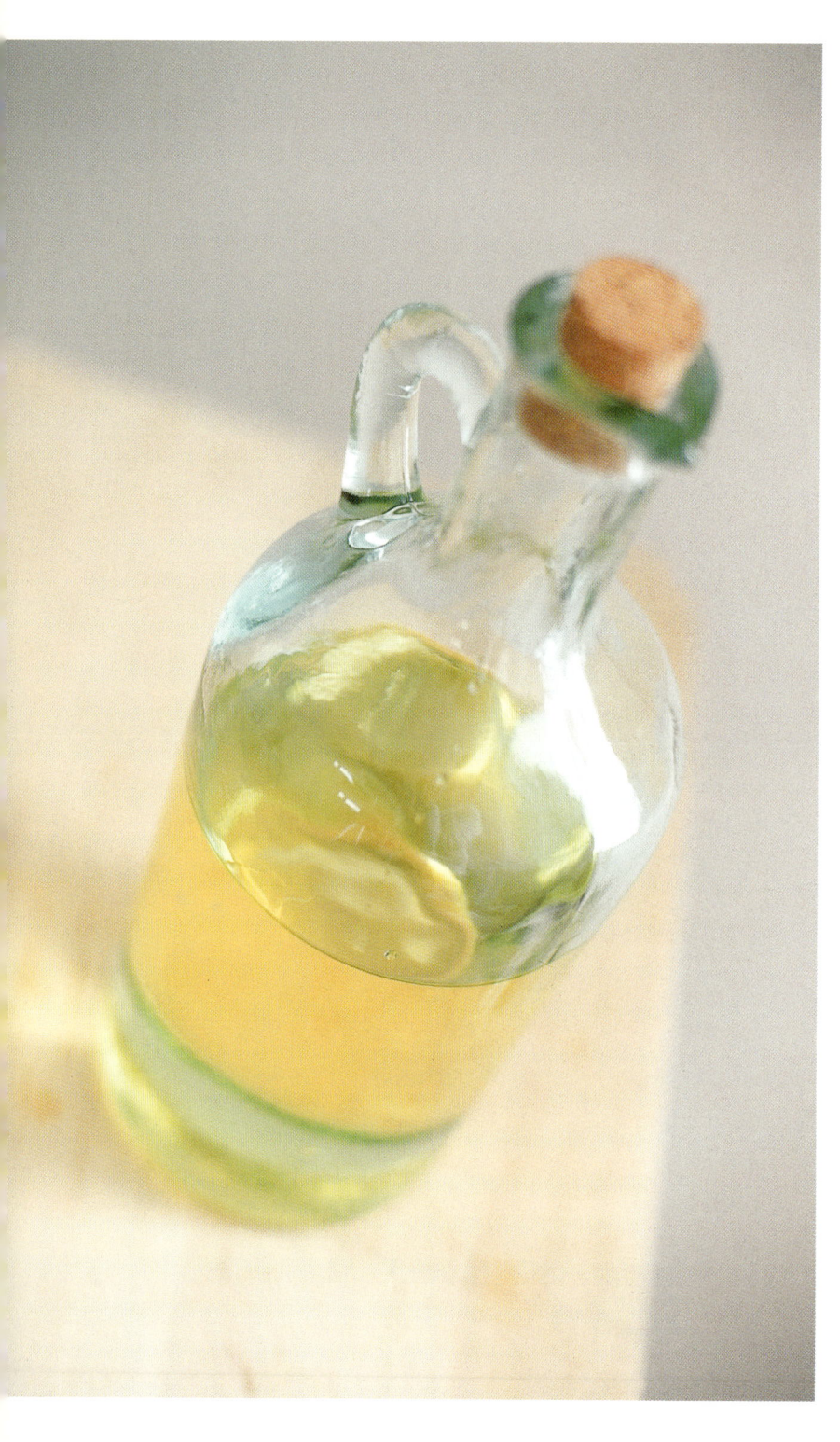

キャリアオイル

　精油は非常に強力で、凝縮された物質なので、原液のまま皮膚につけるべきではありません。好ましくない反応が起きることがあるからです。「キャリア」オイルとは、サンフラワーオイルのような無香の植物油を指し、精油を使う際に、精油を薄める基材として使用します。精油は、水またはキャリアオイルのいずれかで薄めて使用することがほとんどで、原液のまま使うことは非常にまれです。低温圧搾による植物油にはビタミンBとEが豊富なので、キャリアとして使うと皮膚に効果があります。

　次に挙げるのは、一般的なキャリアオイル(P.124-125参照)の中でも、もっとも使われる頻度の高いオイルで、精油を加えなくても、全身マッサージに利用できます。これらのオイルは色が薄く、粘り気が強すぎず、ほとんど匂いがありません。

＊スウィートアーモンド
＊アプリコットカーネル
＊グレープシード
＊ピーチカーネル
＊サンフラワー

濃厚な
キャリアオイル

　基本的なキャリアオイルよりも粘り気が強く、こってりしていて、高価な植物油があります。こういったオイルは濃厚すぎて単独で使うのは難しいのですが、次に挙げるキャリ

アオイルのいずれか1種類を、基本的なキャリアオイルに25%まで加えることができます。こうすると、様々な皮膚症状に効果のある栄養価の高いキャリアオイルができあがり、自分に合う理想的なブレンドが完成します。

＊アボカド
＊イブニングプリムローズ
＊ホホバ
＊ローズヒップ
＊ウィートジャーム（人によっては、アレルギー反応が出ます）
＊ニームシード

学名：イブニング・プリムローズ
（Oenetheris biennis）

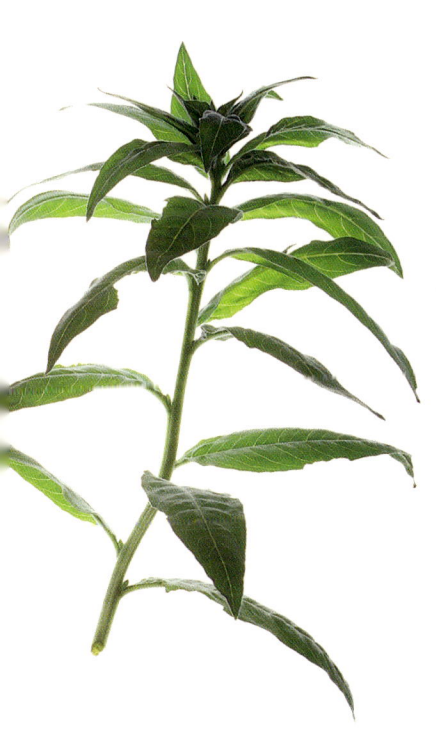

低温圧搾法

「低温」圧搾法では、精油本来の自然な特長をできるだけ損なわないよう、加熱を最低限にとどめます。伝統的に、低温圧搾には2種類の方法があります。ひとつは、種やナッツを液圧プレスし油分を絞り出す方法です。この方法はやわらかく油分の多い種と植物材料に使われます。オリーブ、セサミシード（ごま）、サンフラワー（ひまわりの種）の各オイルは、この方法です。

硬めのナッツや種には、さらに強い力をかけなければなりません。これらのナッツや種は巨大なスクリューで水平プレスされます。こうすると、絞り出た油分が下に置いてある器にしたたり落ちます。最初に絞り出されたオイルは、「バージン・プレスド」と呼ばれます（オリーブオイルは、初回と2回目に絞り出されたオイルが市販されています）。オイルを多く絞り出すために圧力をかけると、自然に熱が生まれますが、その温度が70〜80℃に達しないよう、入念に管理します。もし70〜80℃に達したら、そのオイルは、低温圧搾の等級には入りません。圧搾が済んだら、オイルは木綿の布で漉され、最終的にはペーパーフィルターを使って濾過されます。圧搾されたオイルは透明で（アボカドオイルは例外です。このオイルにはにごりがあり、特に低温圧搾ではにごりが強くなります）、味と栄養価が保たれています。

温浸法

温浸法によるキャリアオイルには、製法（P.10参照）に由来する付加的な特性があります。基本のキャリアオイルに混ぜるときは25%までにしてください。

キャリアオイルとのブレンド

キャリアオイルは皮膚に栄養を与えて、癒し、鎮めます。特定の疾患や症状をケアする目的でブレンドするなら、キャリアオイルのリスト（P.124-125）をチェックし、ふさわしいキャリアオイルと精油を混ぜてください。すぐに皮膚の状態に違いが出てくるはずです。次のブレンドがおすすめです。

＊成熟肌：アプリコットカーネル、キャロット、ローズヒップ
＊乾燥肌：スウィートアーモンド、アボカド、ウィートジャーム
＊脂性肌：ホホバ、ハイペリカム（セントジョーンズワート）

精油を使ったマッサージ

人間は、触覚をもつたいへん敏感な生物です。けがをしたら、その部分に手を当てて痛みを落ち着かせますし、思いがけないできごとに遭った人を抱き寄せて慰めたりします。このような意味で、身体をやさしくなでることは、食物や衛生と同じくらい私たちの健康に大きな意味のあるものなのかもしれません。手を使って癒すという人間の本能を一歩進め、意識的に活用したものがマッサージなのです。

熟練したマッサージは、調子の悪い部分があったり、疲れた身体をくつろがせて活力を与えます。また温もりを伝え、自信、自尊心を取り戻す助けをします。アロマセラピーでは、マッサージのもつくつろぎ効果を精油の薬効と組み合わせるため、心と身体の健康の増進に役立ちます。

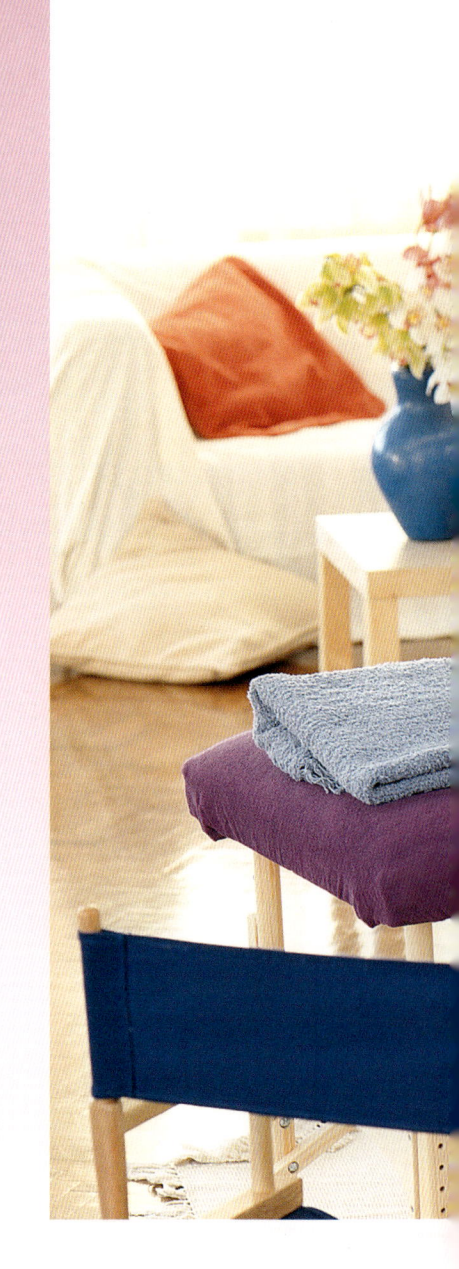

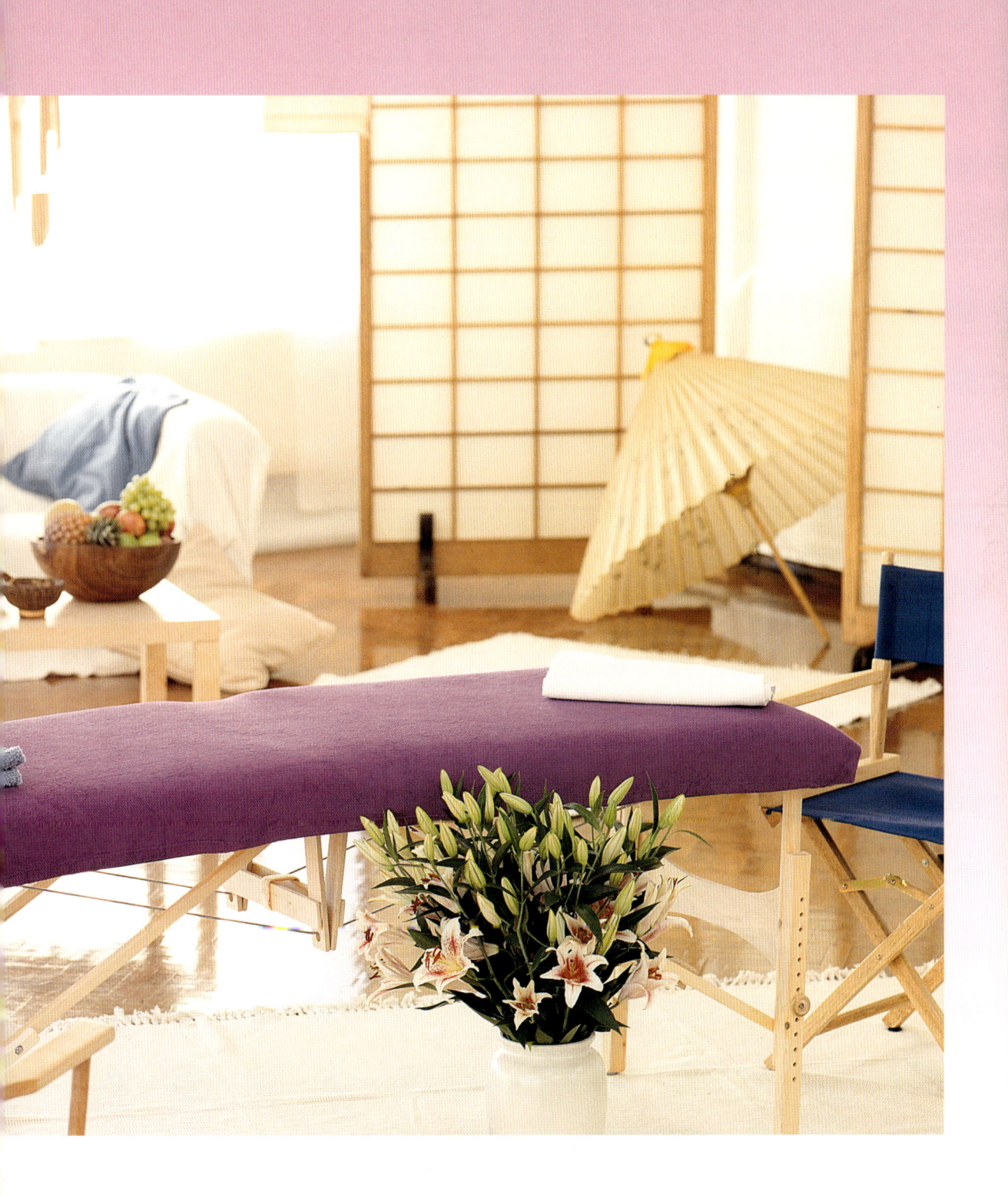

精油を使ったマッサージ

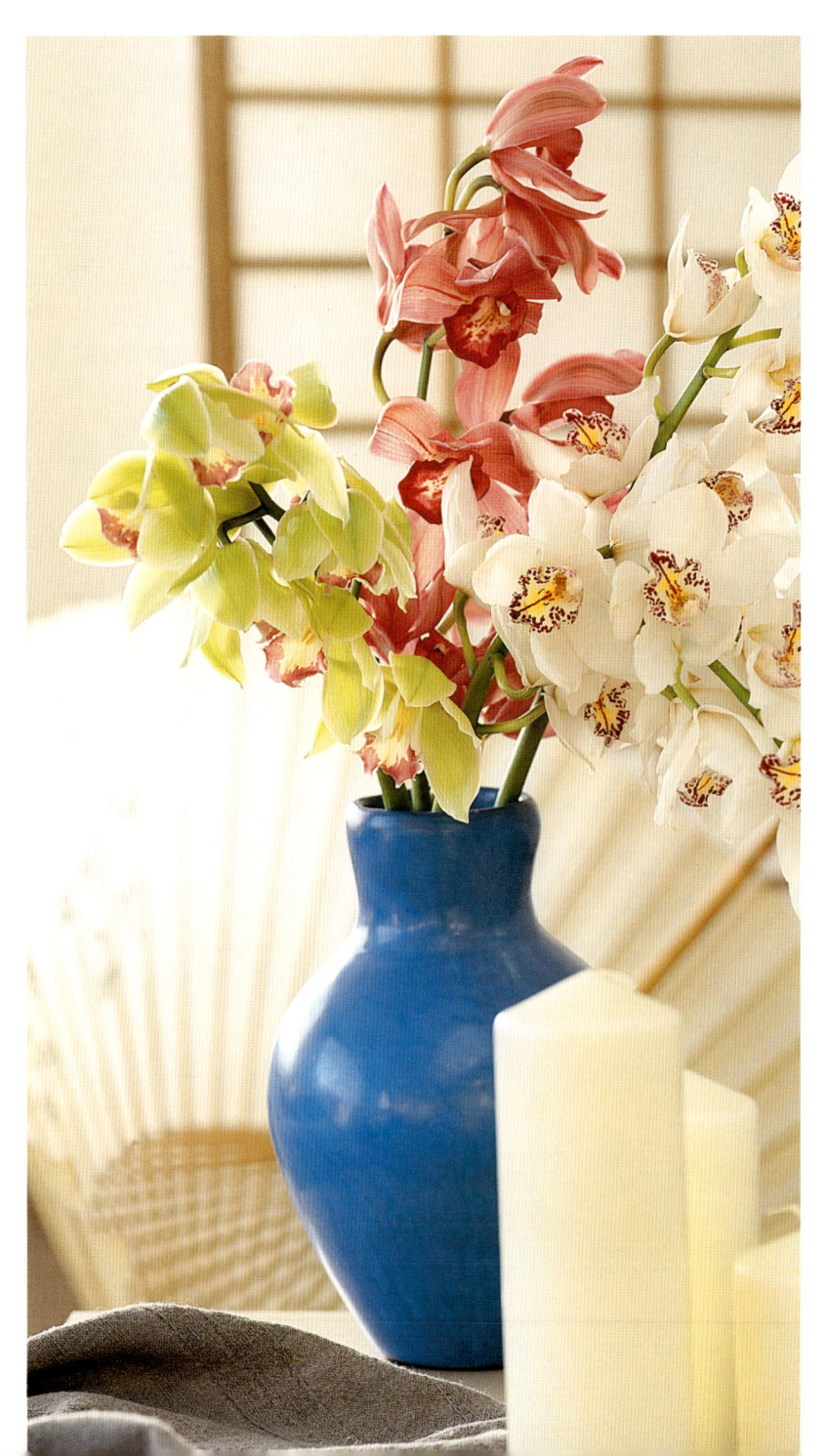

準備

マッサージの効果を充分に上げるためには、マッサージ者と受け手の両者が、ふさわしい気分でその場に望む必要があります。もしマッサージ者が当日嫌なできごとに遭っていたとしたら、そのために生じたストレスが受け手に伝わることも考えられます。受け手側は、マッサージによる効果を充分高めるために、おとなしくマッサージを受けるよう心がけねばなりません。ふたりが始終おしゃべりをしていて落ち着かないと、マッサージの効果は薄れます。ですから、まず行う方も受ける方も、くつろいで、前向きな気分でマッサージに望んでください。

マッサージにふさわしい場所

くつろげる静かな部屋を選びましょう。温もりと居心地のよさを感じる環境が大切です。部屋がけばけばしい色使いだったり、散らかっていたり、音がうるさいと、圧迫感を感じて気持ちが落ち着かず、癒しの空気を阻む壁ができてしまいます。白やパステルカラーは、くつろぎと癒しに向く色です。安らげる部屋を作るために、ソフトな照明、生花、ボウルに入れた果物やクリスタルを飾りましょう。五感が喜ぶはずです。BGM程度にボリュームを絞って、リラックスできる音楽をかければ、部屋のムードが高まります。

マッサージ用の寝台や頑丈な木のテーブルがなければ、床で行うことに

なりますが、マッサージ者にとっては、必ずしもよい方法とは言えません。ひざや背中が痛くなるからです。しかし受け手にとってはこの方が好都合です。なぜなら、マッサージ者が自分の体重をかけて、たやすく効果的に圧迫できるからです。ですから、マッサージ台にベッドを使うのはやめてください。やわらかすぎて圧迫の効果が出ません。

　マッサージ台には毛布を数枚重ねるか、羽毛入りのキルトをタオルでカバーして敷けば、適度なクッション性が得られ、受け手が快適になります。タオルを使うなら、特大サイズのバスタオルにしましょう。この大きさなら、マッサージ中に受け手が風邪を引いたり、寒い思いをすることはありません。常にマッサージ部位だけを出し、そのほかの部分は、タオルをかけて隠します。プロの療法士が、受け手の身体に何もかけずにマッサージすることはまずありません。受け手への配慮や身体を冷やさないという理由だけでなく、無防備な状態だと、受け手が精神的に弱くなってしまうからです。

マッサージオイルの準備

　相乗作用のある精油のブレンドを準備しましょう——受け手の抱える症状や心の状態にふさわしいブレンドを選んでください（P.54-101参照）。1回の全身マッサージには、およそ20mlが必要です。身体の一部分だけ、例えば顔、足の裏などをマッサージしたい場合は、10mlで充分です。マッサージオイルは、身体に直接かけないでください。手のひらが温かいことを確かめてから、マッサージ者は手に少量のオイルを取ります。手をこすり合わせてオイルを温めてから、受け手の身体につけるようにします。

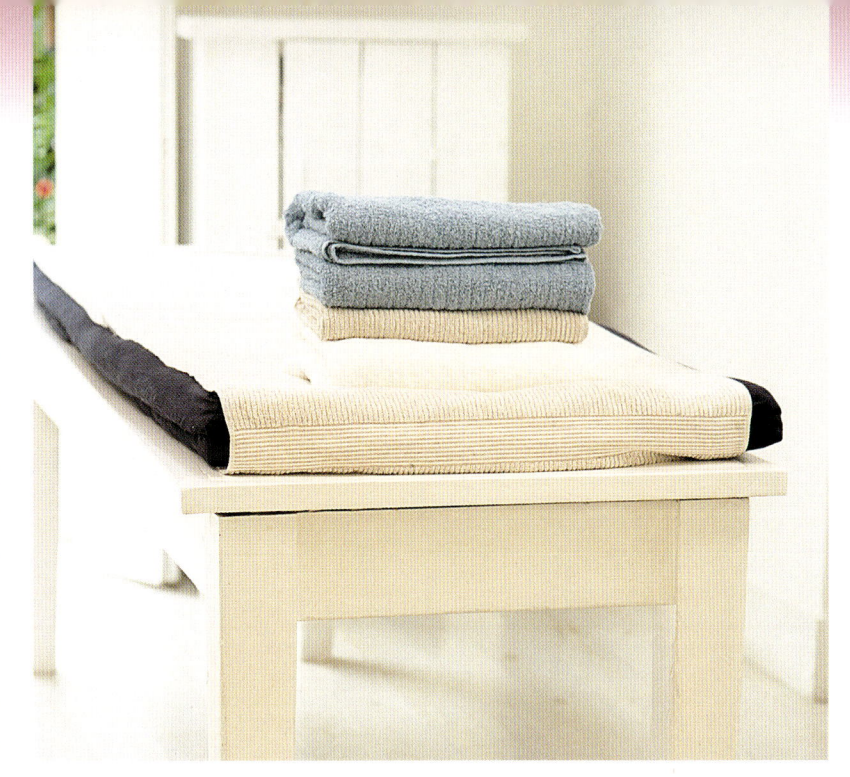

マッサージの目的と効果

＊身体のエネルギー量を増やす、または減らす。
＊リンパ液の流れをよくし、毒素（老廃物）の排出量を増やす。
＊疲労し痛みのある筋肉にたまった老廃物を取り除く。
＊日頃あまり使わず、弱い筋肉を調整する。
＊抑圧されている感情を解放する。
＊姿勢をよくする。

注意：次の状態のとき、または持病がある場合は、まず医師に相談してください。

＊発熱時や感染症にかかっているとき
＊手術を受けたり、骨折してから間がないとき
＊高血圧、低血圧症
＊糖尿病
＊心臓病やガンのような命にかかわる病気
＊妊娠中
＊静脈瘤
＊てんかん
＊関節炎やリウマチで、関節が腫れているとき

精油を使ったマッサージ

基本テクニック

P.34-47で紹介しているマッサージ手順は、専門家によるアロマセラピー・マッサージを簡略化したものです。マッサージには、4種類の基本の動きがあります。

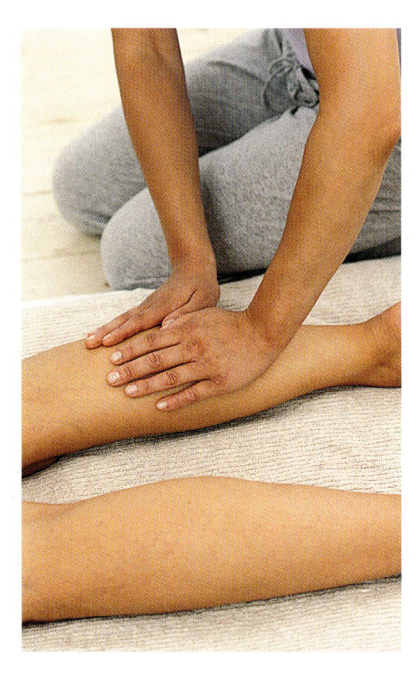

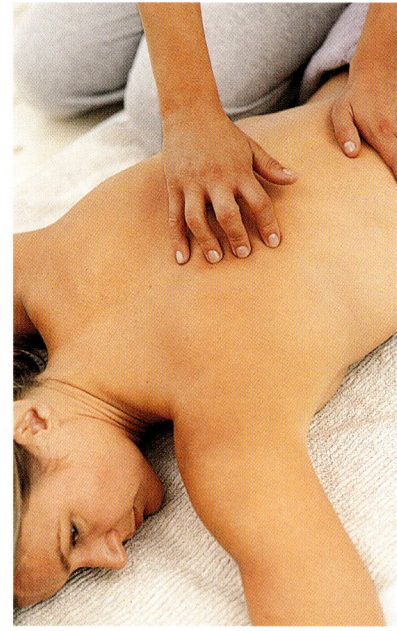

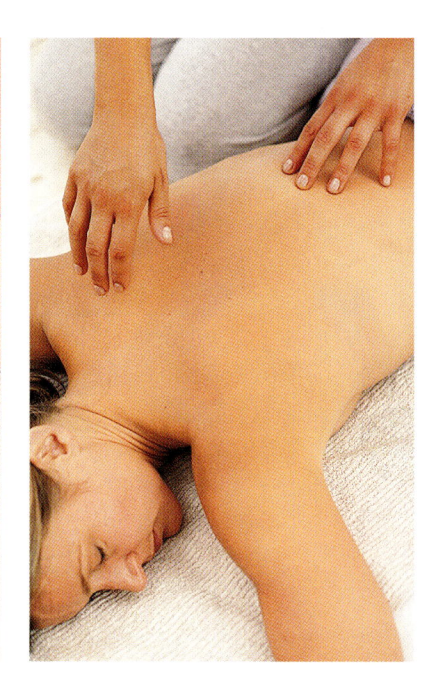

エフルラージュ：手をすーっと長く滑らせる動きです。手のひら全体を使います。

フリクション：親指など、指の腹を使って圧迫する動きです。特定の部分に小さい円を描くように動かします。

フェザリング：さっと、軽く指先を動かします。片手を5cmほど動かしたら、もう一方の手で動きを追うようにし、両手を交互に使って、途切れないように動きを続けます。

精油を使ったマッサージ

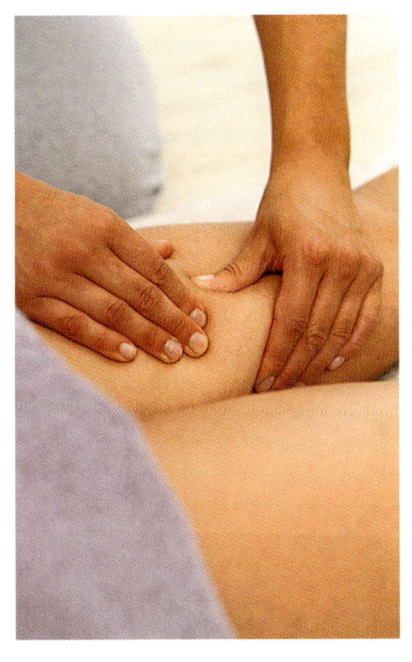

ニーディング：両手を一緒に使う動きです。肉付きのよい部分を、やさしくつかんでもみます（パン生地をこねる動作に似ています）。

（パーカッション法、すなわち叩く動きは、アロマセラピー・マッサージではほとんど使いません。スポーツマッサージや、リハビリマッサージでは、よく使われる手法です。）

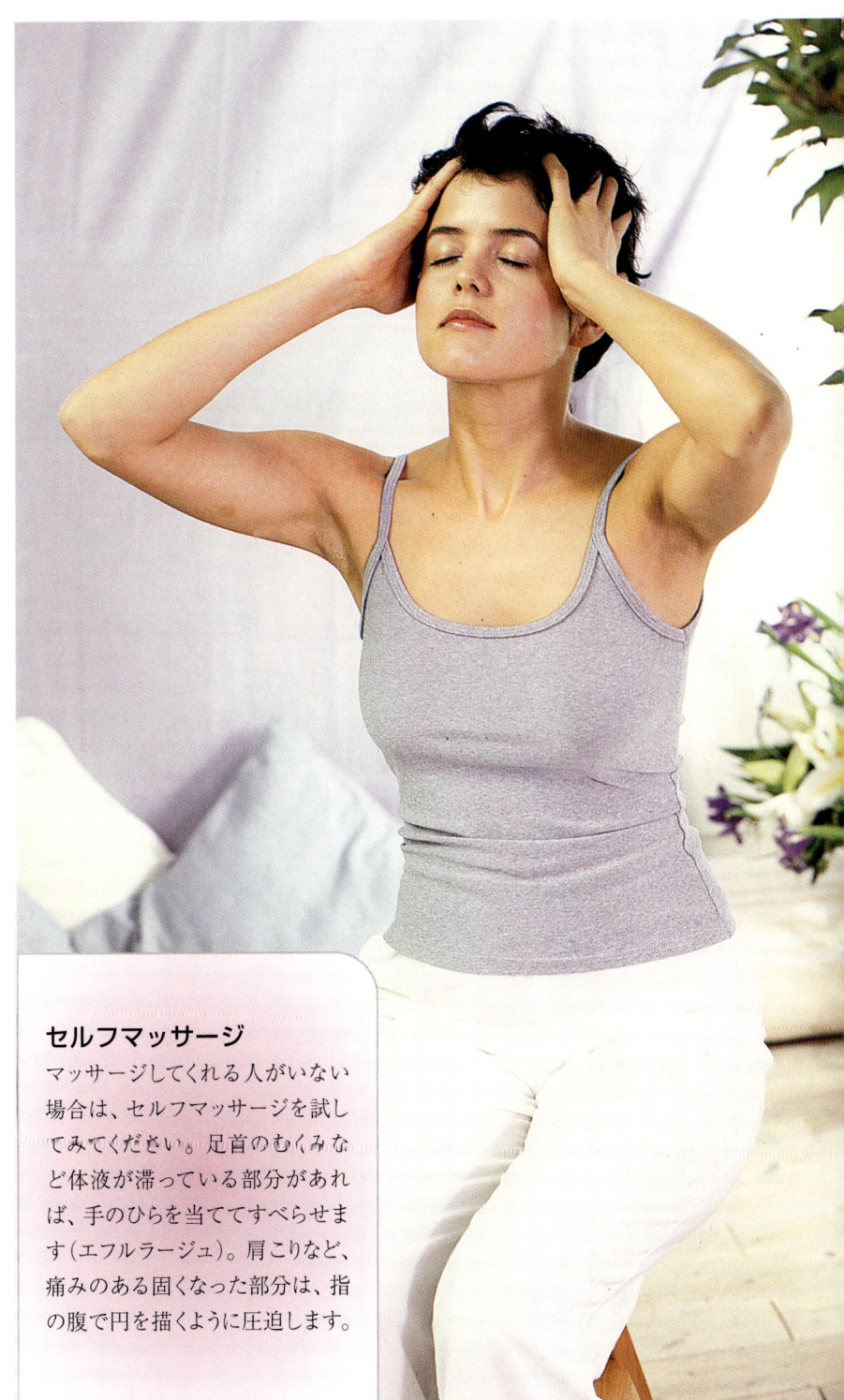

セルフマッサージ
マッサージしてくれる人がいない場合は、セルフマッサージを試してみてください。足首のむくみなど体液が滞っている部分があれば、手のひらを当ててすべらせます（エフルラージュ）。肩こりなど、痛みのある固くなった部分は、指の腹で円を描くように圧迫します。

精油を使ったマッサージ

マッサージのポイント

次の点に注意して、マッサージを行ってください。

＊受け手の身体に直接オイルをたらさないでください。温めた手に少量のオイルを取り、両手をこすり合わせてから、受け手の身体にオイルをつけましょう。

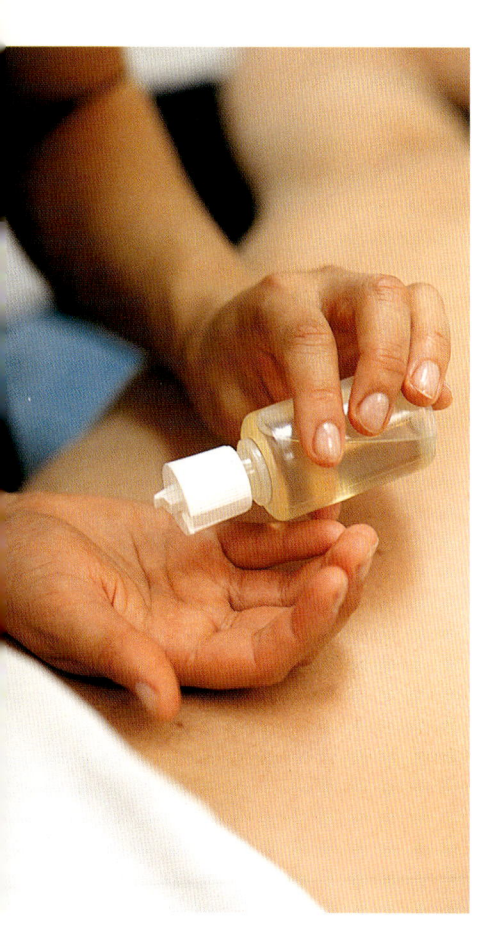

＊アロマセラピーのマッサージでは、しっかりと圧迫しながらも、ストロークは軽くします。手の下にある筋肉を感じてください。受け手が痛がったり、くすぐったがったりするようではいけません。

＊身体をマッサージをしている間は、受け手の身体から手を離さないようにします。途中で手にオイルをつけるときでも、身体に触れたまま行うようにします（左の写真）。すべてのマッサージが、ひと続きの流れる動きのように感じられることが大切です。流れの途中で接触が途切れてしまうと、受け手に不安を与えてしまいます。

＊背骨や、ひざ、鎖骨などの骨ばった部分を強く圧迫しないでください。

＊背骨やお尻の両側のような広い筋肉の部分はしっかりマッサージします。

＊アロマセラピー・マッサージの動きは概して、ゆっくりと、深く、穏やかに行います。このような動きは、受け手の状態次第でリラックスや刺激の作用をもたらします。

＊マッサージする人は、単に手や腕だけでなく、全身を使ってマッサージするよう心がけてください。例えば、長くなめらかなストロークで脚の裏側をマッサージするなら、腕と肩の筋肉だけを使うのでなく、動きに合わせて身体を傾けます。マッサージ者がリラックスし、流れるような動きでマッサージを行えば、受け手もよりリラックスし、安らぎを感じるでしょう。

＊全身を使ってマッサージをするための鍵は、自分の呼吸を意識することです。マッサージ中は、深く、ゆったりとした呼吸を心がけてください。受け手にくつろいだ気分を伝えることができます。

＊高い感受性とマッサージを行う喜びがあれば、受け手の記憶に残る素晴らしいマッサージができるでしょう。プロのような上手なマッサージを目指す必要はありません。指先から伝わる善意によって、効果はまったく違ってくるのですから。

マッサージの手順

それでは、全身マッサージの手順の説明に移りましょう（P.34-47）。背中からスタートし、顔と頭皮で締めくくります。

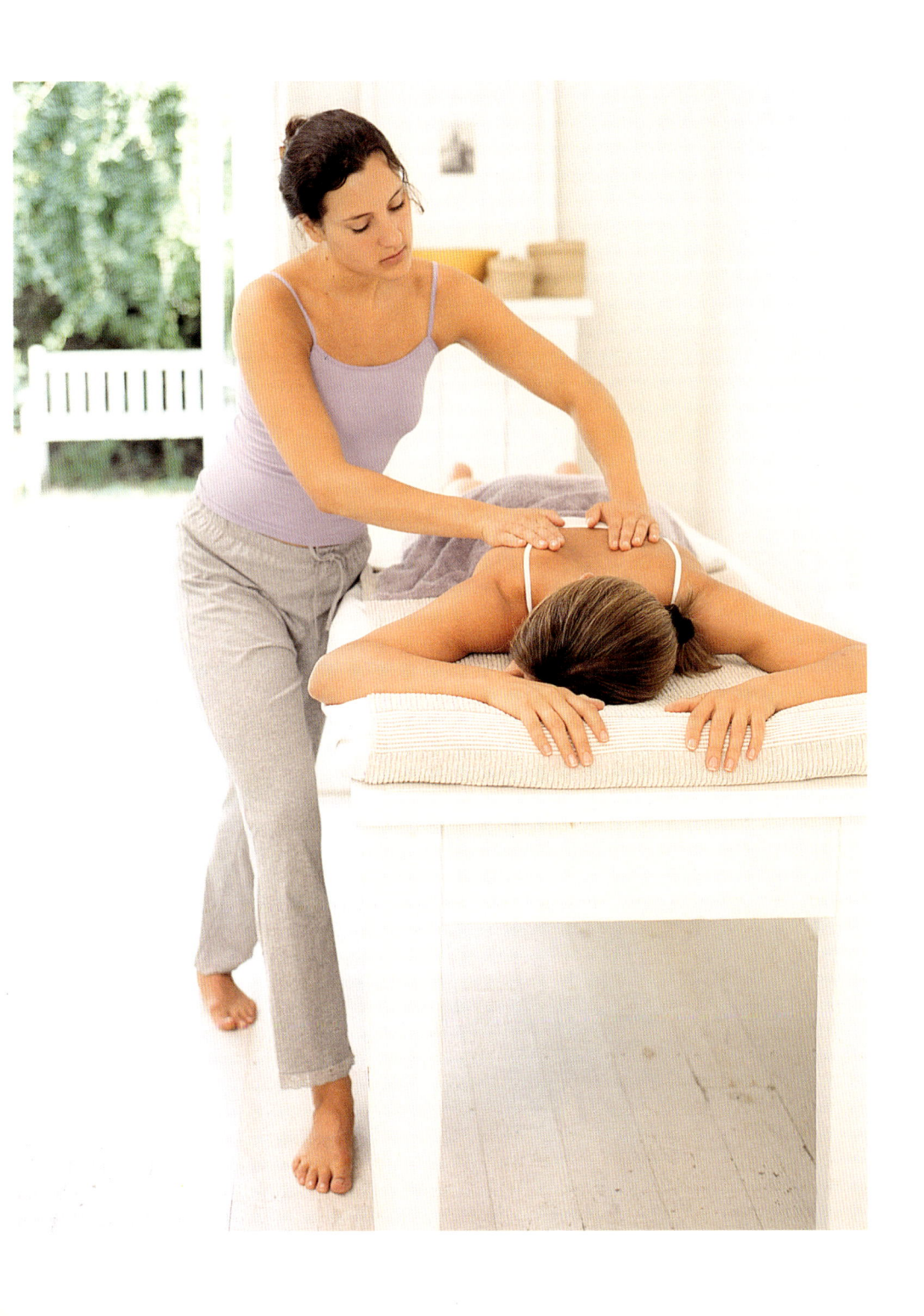

精油を使ったマッサージ

精油を使ったマッサージ

全身マッサージの手順

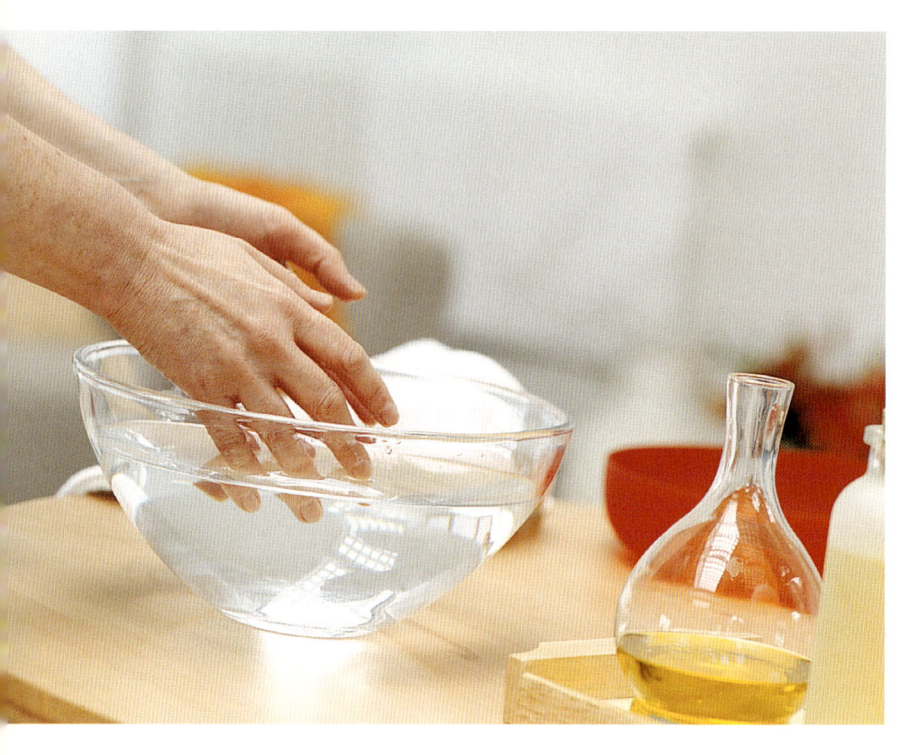

と、ひざが曲げやすく、ストロークに合わせて身体を傾けることができます。床でマッサージする場合は、ひざまずき、両ひざを少し開いてください。

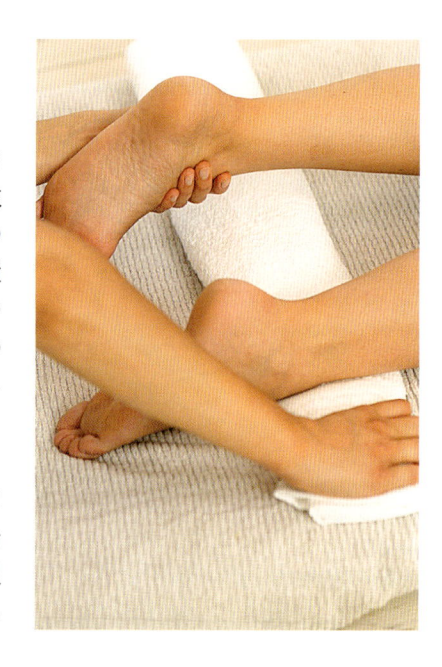

＊手にオイルをつける前に、まず受け手の背中の上部と下部に手を当てます。受け手に深呼吸するよう伝えてください。そしてマッサージ者も、受け手のペースに合わせて、一緒に数秒間呼吸します。このようにすると、両者ともくつろぐことができ、受け手はマッサージ者の手の感触に慣れてくれます。

＊手を温めて、オイルをつけます。腰にかけてあるタオルをずらし、お尻を半分出します。長いエフルラージュの動きで、しっかりと肩に向かってマッサージし、オイルを背中全体に塗り広げます。次に紹介するマッサージを動きをそれぞれ4回ずつ繰り返してください。

背中

準備

＊受け手に腹ばいになってもらいます。頭は片側に向け、腕は力を抜いて身体の横に置きます。足首の下に筒状に丸めたタオルか枕を置くと、受け手がより快適になるかもしれません（右の写真）。背中の基底部にかかる圧力が弱まるからです。

＊2枚のバスタオルで、首から足までをカバーします。マッサージ台を使う場合、マッサージ者は両足をやや開いて立ちます。こうする

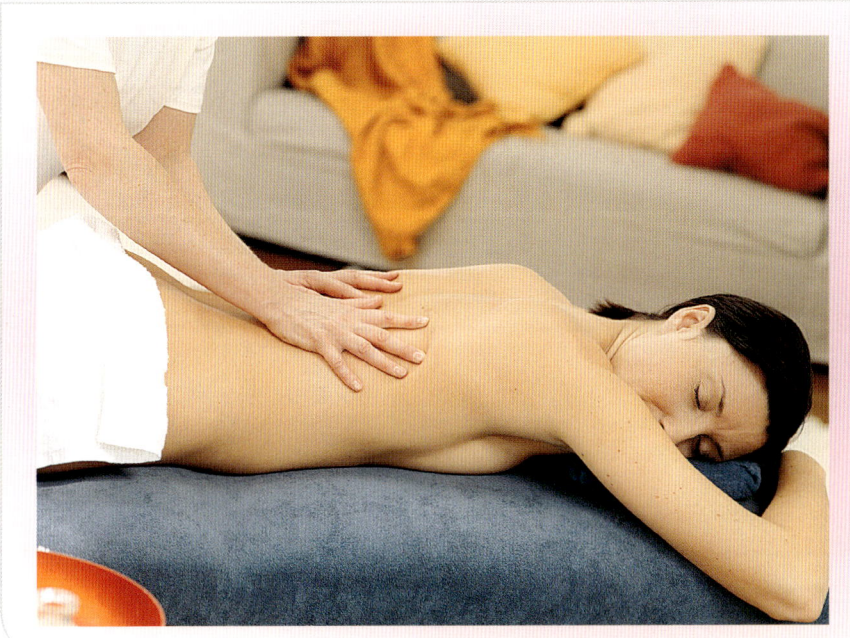

精油を使ったマッサージ

リンパ・マッサージ

リンパ液の排出を促し、むくみ解消を目的として考案されたマッサージです。

※

手のひら全体で、ゆっくりと身体をエフルラージュします。圧力はほとんどかけません。表皮近くにある血管を使ってリンパ液を移動させるには、手の重みで充分効果があります。ストロークは、必ず最寄りのリンパ節の方向に行ってください。

マッサージの動き

1 背中の下部に手を当てます。背骨の両側に手を置き、指の力を抜いて、気持ち指を揃え、肩の方に指先を向けます。エフルラージュで、両手を首まですべらせます。次に手を扇型に開いて、しっかりと両肩をなでてから身体の側面をすべらせます。マッサージ台や床すれすれの位置を通って腰まで手をすべらせたら、背骨に向かってやさしく手を引き上げ、元の位置に戻します。

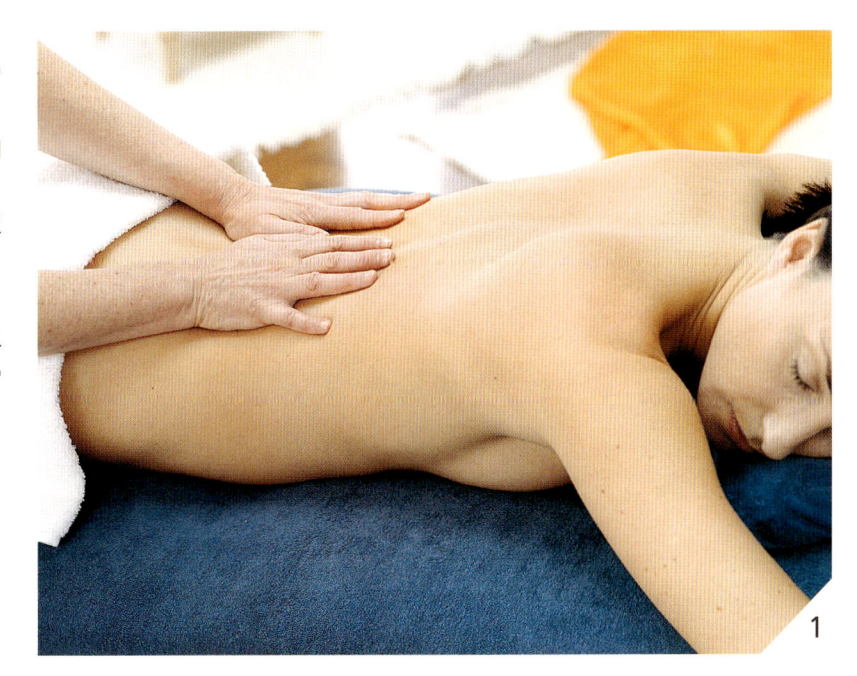

精油を使ったマッサージ

2 背中の底部に手を当て、1と同じように、肩までしっかりエフルラージュします。肩までなでたら、片手をもう一方の手に重ねてください。指先を頭の方に向け、8の字を描くように左右の肩甲骨をマッサージします。

3 手を開き、親指を除く4本の指を両肩にのせます。円を描くような深いフリクションの動きで、親指を使って肩甲骨の間をマッサージします。皮膚の下にある小節に指が当たるかもしれません。この塊は、束になった筋肉繊維と蓄積した老廃物が原因でできるものです。このあたりのこりがすっかり取れるまで、マッサージを続けてください。受け手が治療上の痛みを感じることがありますが、これは思わずうめいてしまうような鈍い痛みです。もし鋭い痛みだったら、筋肉が自らを守るためにより強く収縮しているのかもしれません。もし受け手が鋭い痛みを訴えたら、すぐに圧迫をやめてください。

4 肩から指を離し、エフルラージュの動きで、やさしく身体の側面をなでて、1と同様に元の位置に手を戻します。

5 次にウエストの位置で、背骨の脇に両手の親指を当てます。そのほかの指は体側に当て、力を抜きます。親指の腹で、直径2.5cmの円を描くように深くフリクションの動きを行います。少しずつ指の位置を外側に

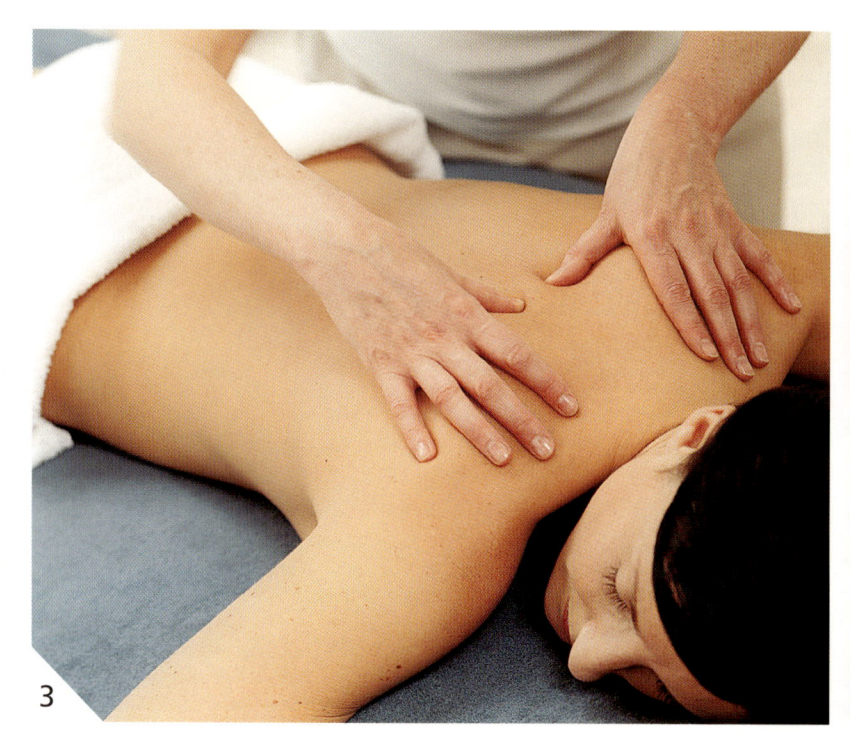

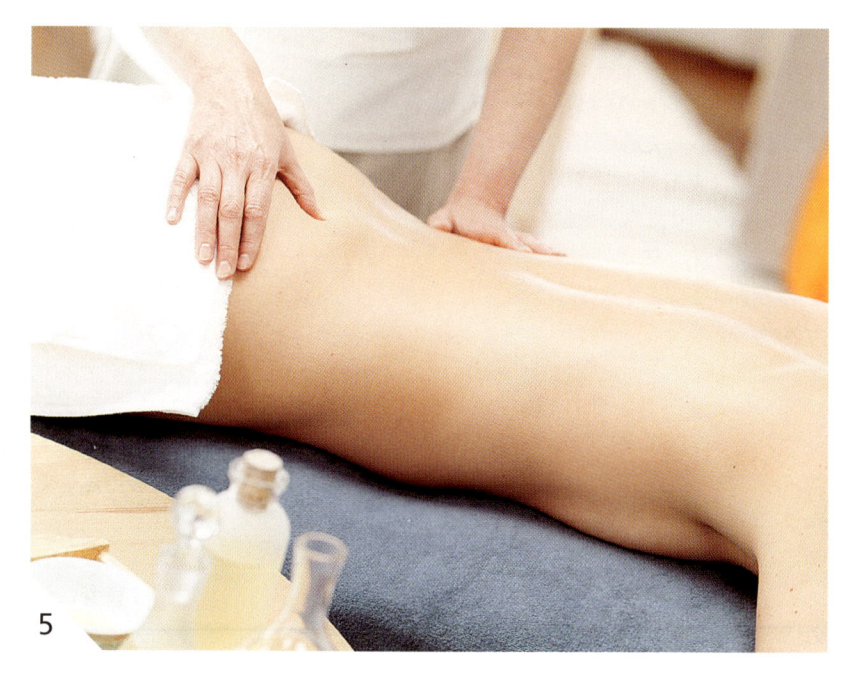

精油を使ったマッサージ

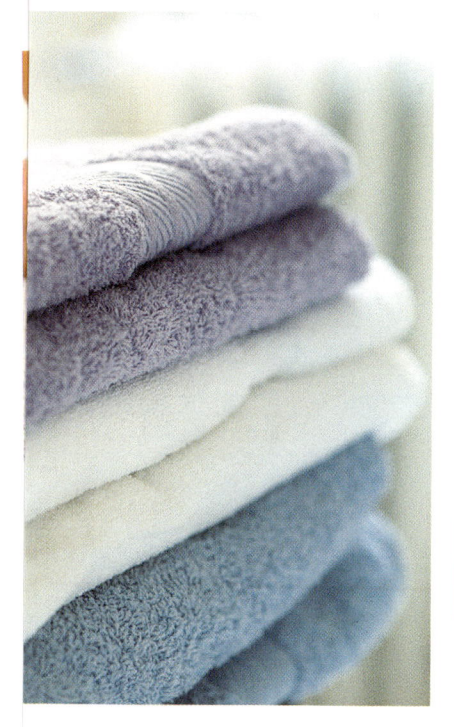

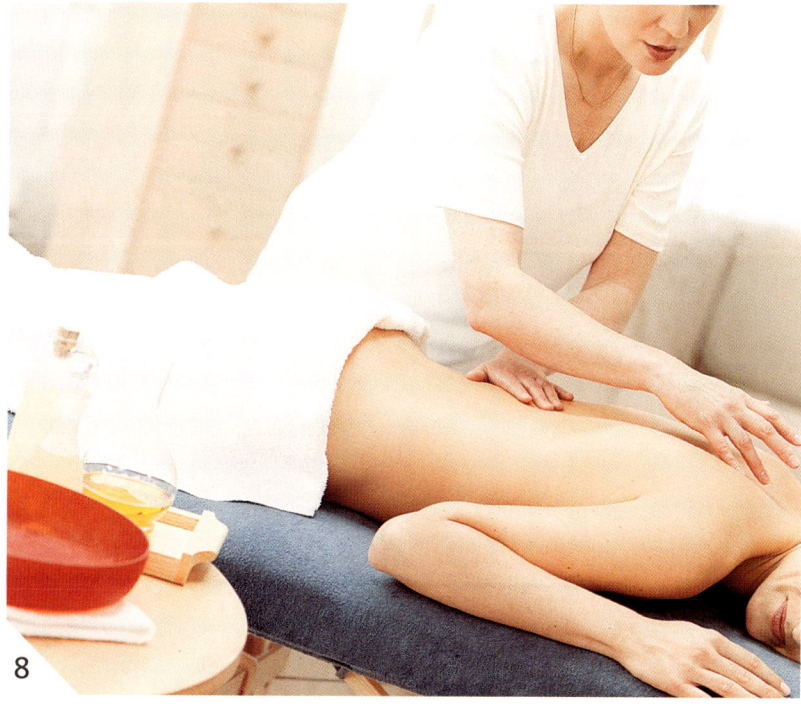

ずらし、床やマッサージ台との際までフリクションを行います。体側までマッサージしたら、指をすべらせて手を戻しますが、親指を当てる位置を身体の中心に沿って最初より2.5cm下にします。先ほどと同様に、背骨の両側から指を少しずつずらして、身体の側面までフリクションを行います。この動きを4～5回繰り返し、ウエスト、腰、お尻をマッサージします。

6 ウエストから腰にかけての位置に両手のひらを当てます。手を扇型に広げ、親指は頭の方に向け、その他の指は体側に向けます。手のひら全体で圧迫しながら、背中の中心から体側へと手をすべらせます。体側まで行ったら、そのまま手をマッサージ台に置いていったん休ませてから、再び元の位置まですべらせます。この動きを繰り返して、ウエストと腰、お尻の上部をマッサージします。

7 1の動きを繰り返し、背中全体をエフルラージュします。

8 背中のマッサージの最後の動きです。首の付け根までエフルラージュをしたあと、長さ2.5cmの軽くふんわりとしたストロークで、背骨に沿って背中の基底部まで指先で身体をなでます。

9 タオルを背中全体にかけ、受け手の身体を温めます。

精油を使ったマッサージ

2 手をひざまですべらせ、左手を太ももの内側に当てます。両手を交互に使い、脚に対して垂直にエフルラージュを行って、内ももを引き上げます。ひざの位置から、脚の付け根まで同様に行ってください。

3 左手をひざの皿の下に当て、右手の手のひらで、外ももを、ひざから脚の付け根に向けてなで上げます。強く、押し流すような動きで、外もも全体をエフルラージュします。

4 1の動きを繰り返して、マッサージを終えます。左脚が冷えないようにタオルをかけ、右脚を同様にマッサージしてください。

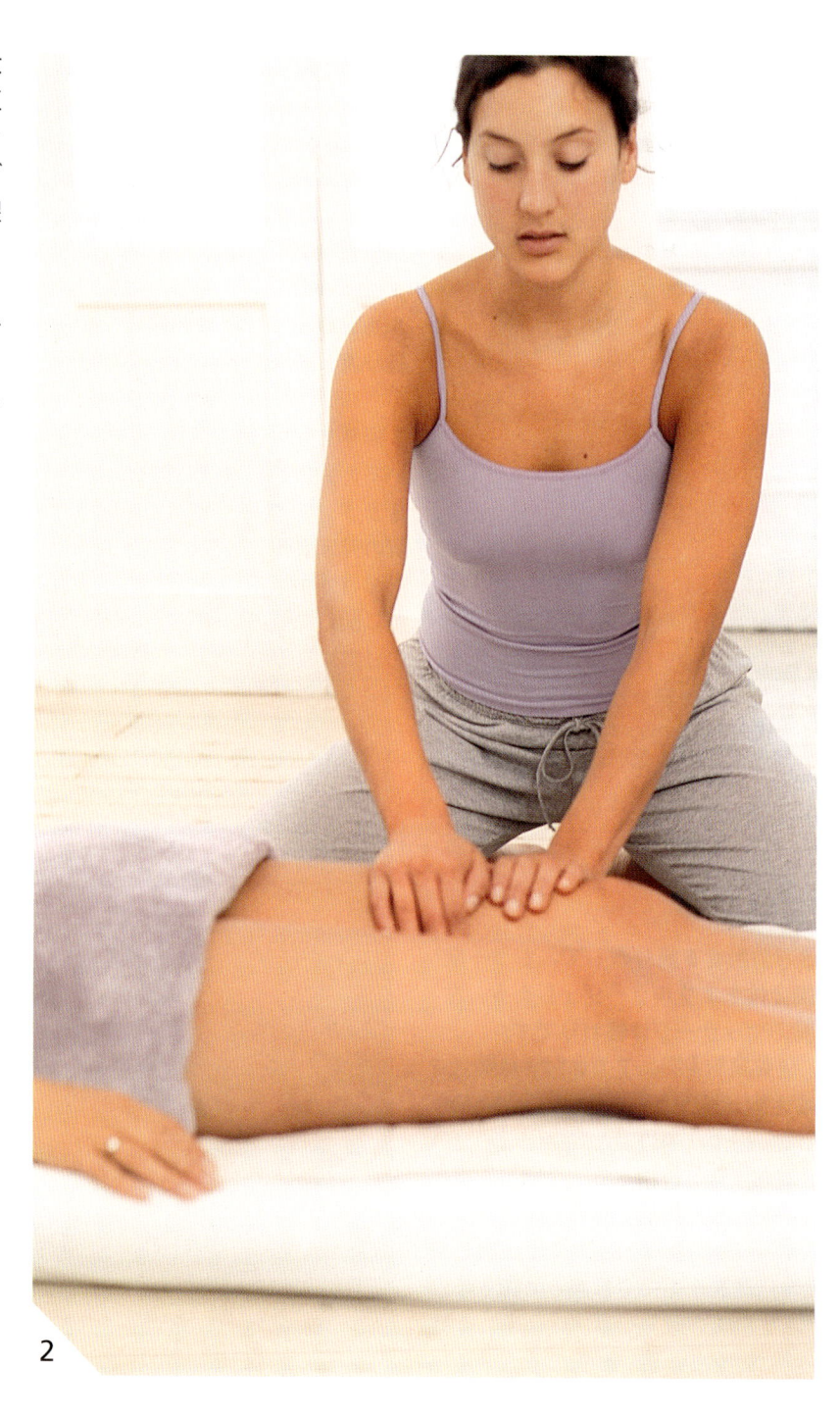

精油を使ったマッサージ

足

右脚にタオルをかけ、足の温もりを保ちます。次の動きを4回ずつ繰り返してください。

1 左足のかかとのまわりを指先でマッサージします。

2 指をつま先にすべらせます。親指を使った軽いフリクションの動きで、足の骨の間を、円を描くようにかかとに向かって、マッサージしていきます。

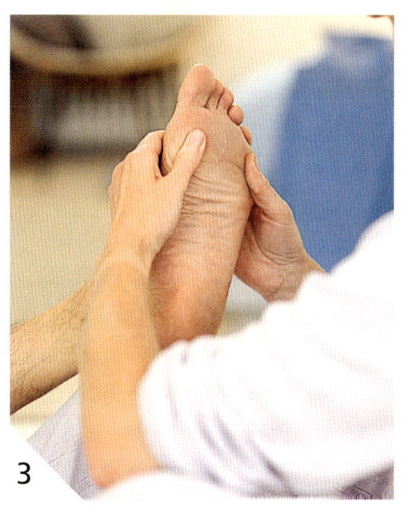

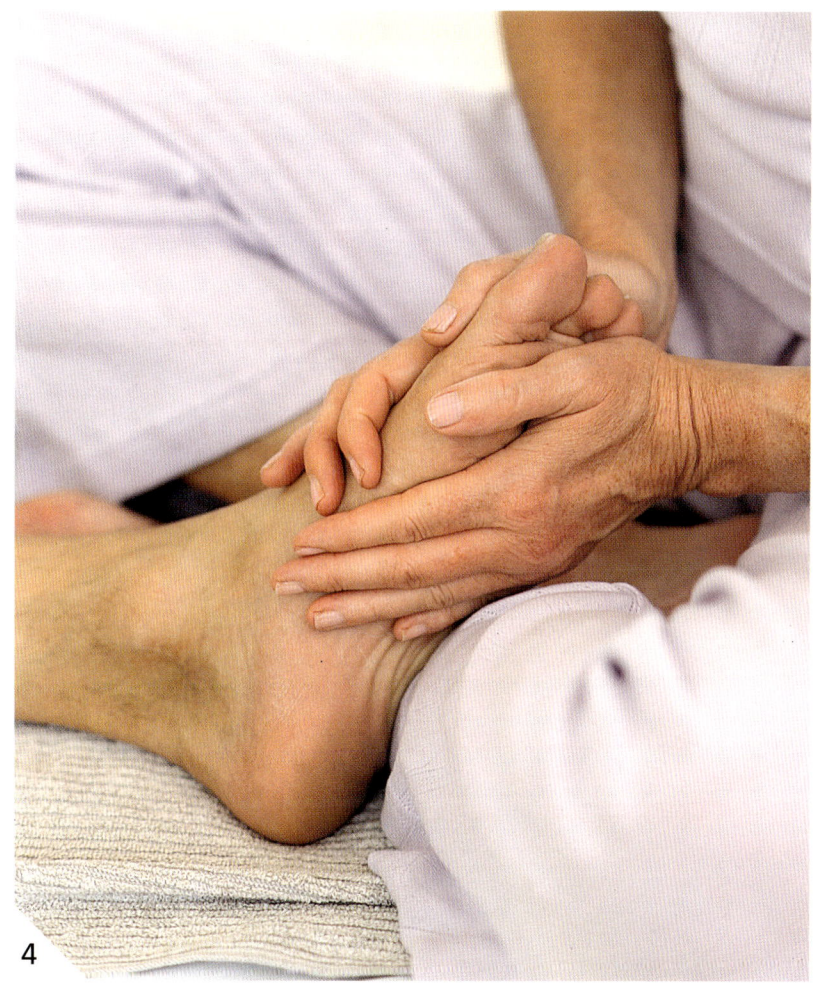

3 両手で足を支えます。親指を足の裏に、そのほかの指を足の甲に当ててください。親指で足の裏を圧迫する、「はさみの動き」を行います。

4 左足のマッサージの最後の動きです。両手で上と下から足をはさみ、足先までゆっくりとすべらせた手を、つま先から抜きます。

5 左足にタオルをかけ、足が冷えないようにします。同じ動きを今後は右足で行います。

精油を使ったマッサージ

腕

　手にマッサージオイルをつけ、左腕と手全体にオイルを塗り広げます。次の動きを4回ずつ繰り返してください。

1 左手の手のひらに受け手の左手をのせ、左腕の手首から肩まで、マッサージ者の右手でエフルラージュします。肩までなでたら、指の力を抜き、元の位置まで手をすべらせます。

2 1の動きを繰り返しますが、ひじの位置で手を止めます。次に受け手の手を持ち上げて、その手を反対側の肩に持っていきます。ひじを支えながら、右手でひじから肩までエフルラージュを行います。肩までなでた手を再びひじの位置まですべらせたら、受け手の手を静かに身体の横に戻します。

3 1の動きを繰り返して、腕のマッサージを終えます。

4 左腕にタオルをかけて温かさを保ち、次は右腕で同様に行います。

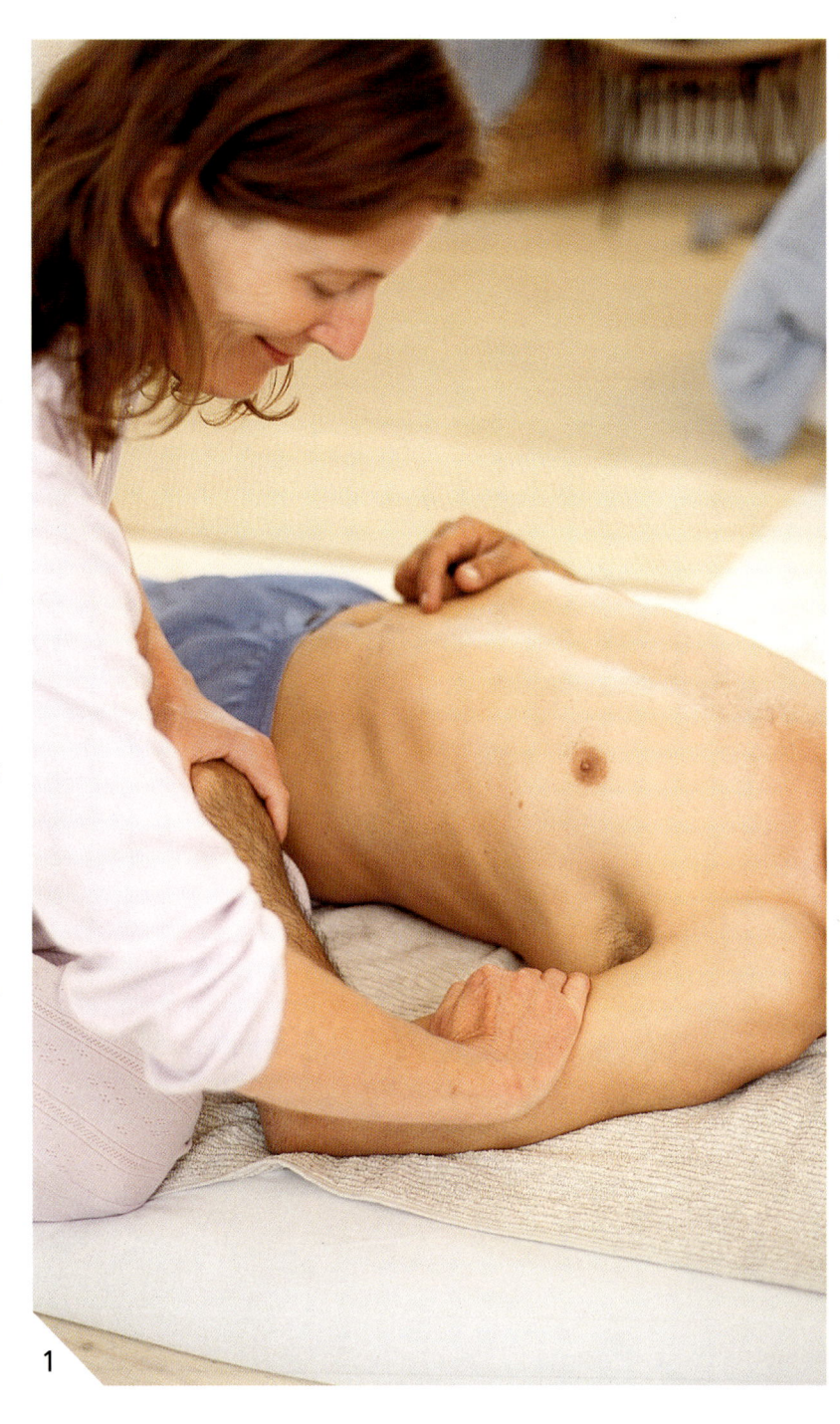

1

精油を使ったマッサージ

胸と首

　受け手の頭側に立ってください。マッサージオイルを胸の上部、背中の上部、首の後ろから襟足にかけて塗り広げます。必要なら、受け手の髪が首筋にかからないようピンで留めてください。次の動きを4回ずつ繰り返します。

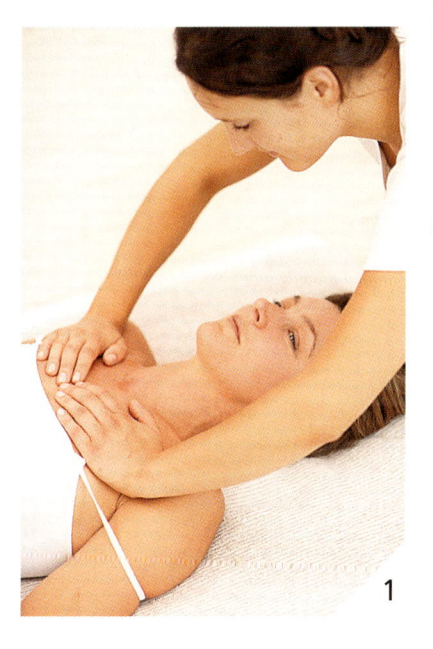

2 肩までなでたら、そのまま背中の上部を通って、首の後ろまで動きをつなげます。

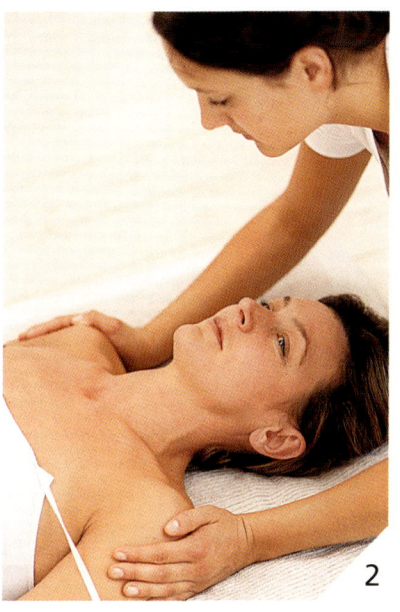

3 首の後ろを、軽く圧迫しながら襟足まで引っぱります。

4 指の力を抜いて、胸の上部に手を戻します。

1 受け手の胸の上部に両手を当てます。指先を受け手の足の方に向けてください。両手を向き合わせながら離していき、やさしくエフルラージュで肩先までなでます。

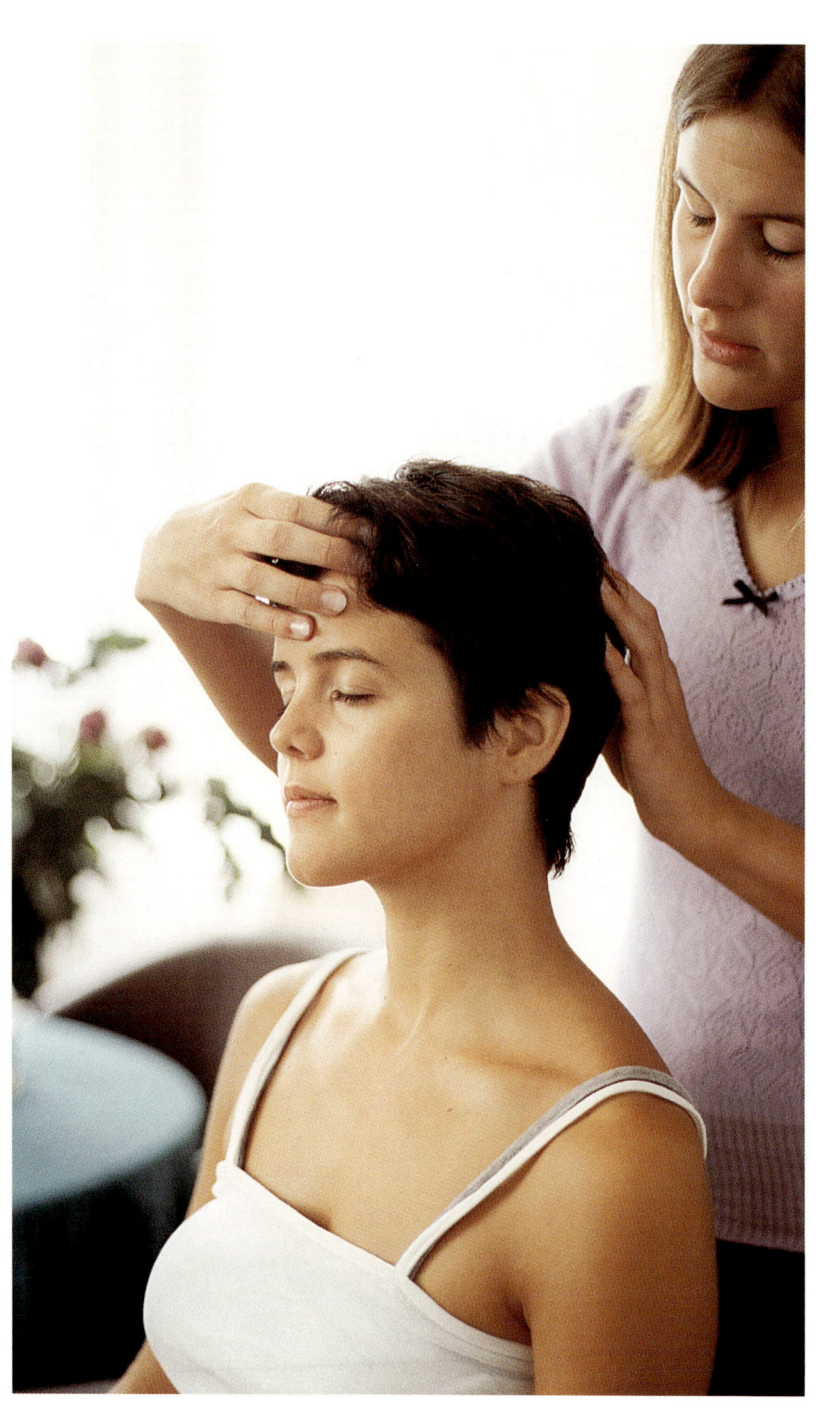

精油を使ったマッサージ

顔

　顔のマッサージを行うときは、自信を持って、しっかりとしたストロークで行うことが大切です。顔のマッサージは、緊張をほぐし、頭痛をやわらげる効果があります。さらに、血行を促す作用もあるため、顔色がよくなり、皮膚に健康的なつやが出ます。オイルを手に取り、受け手の後ろに立ちます。次の動きを4回ずつ繰り返してください。

1 胸の上部に手を当て、肩からあごの骨までやさしくなで上げます。両手を交互に使い、左手から始め、右手で終えます。

2 最後の1回で、右手であごの右側までなで上げたら、そのまま次の動きに続けます。左手を左のあごを包むように当て、その手を顔の右側へと動かします。次に右手で右あごを包み、顔の左側へと動かします。顔の右側、左側と交互になで上げる動きを数回繰り返してください。

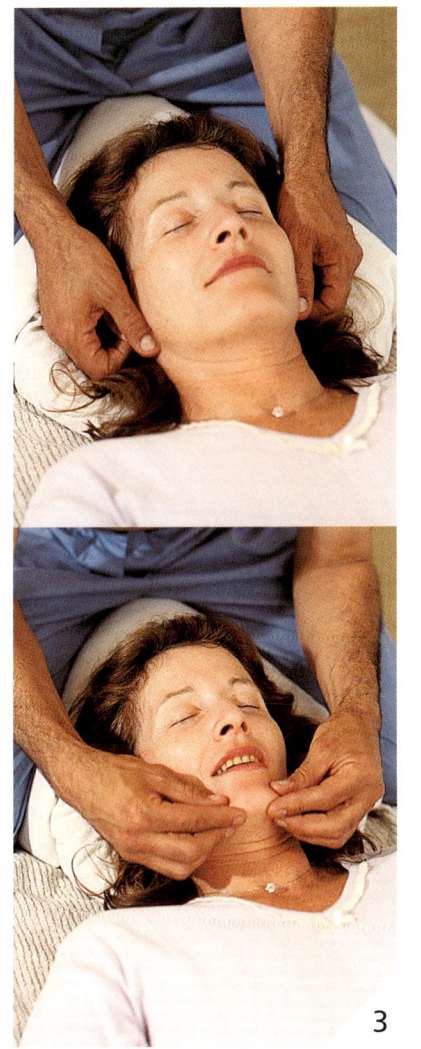

精油を使ったマッサージ

3 2の動きが終わったら、両手の指先をあごの両端に持っていき、親指をのぞく4本の指を耳たぶの後ろに軽く当ててから次の動きに入ります（写真左上）。指をあごの骨に沿ってあご先まですべらせます。続いて指をあご先から鼻孔の横へと動かし、ほお骨を横切って、あご先に戻し、ほおに三角形を描きます。

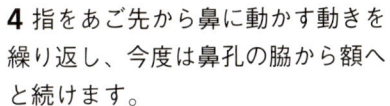

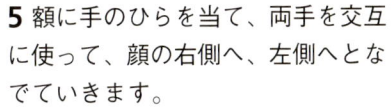

4 指をあご先から鼻に動かす動きを繰り返し、今度は鼻孔の脇から額へと続けます。

5 額に手のひらを当て、両手を交互に使って、顔の右側へ、左側へとなでていきます。

6 最後に、薬指で目の回りをなでて、顔のマッサージを終えます。

7 顔のマッサージを終えるときは、指先を受け手の足の方向に伸ばして、手のひらの肉付きのよい部分をやさしく目に当てます。10秒間その状態を保ってください。

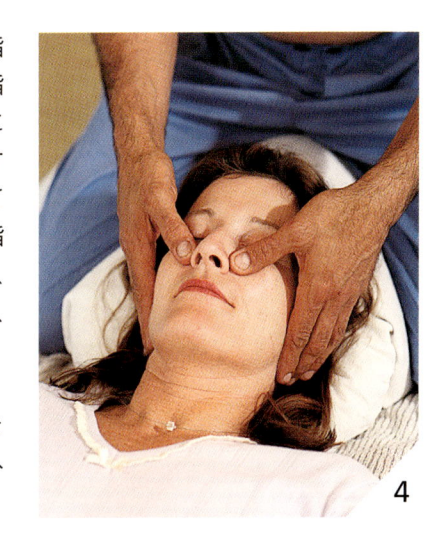

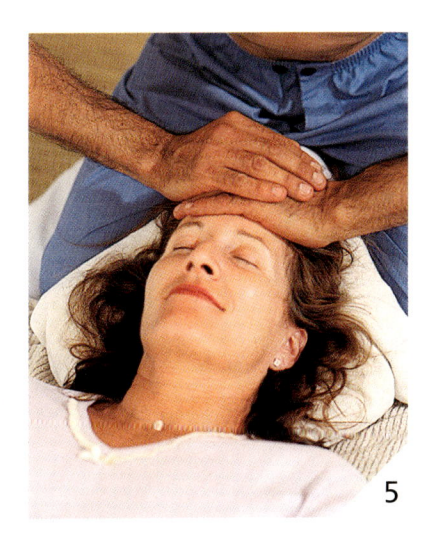

精油を使ったマッサージ

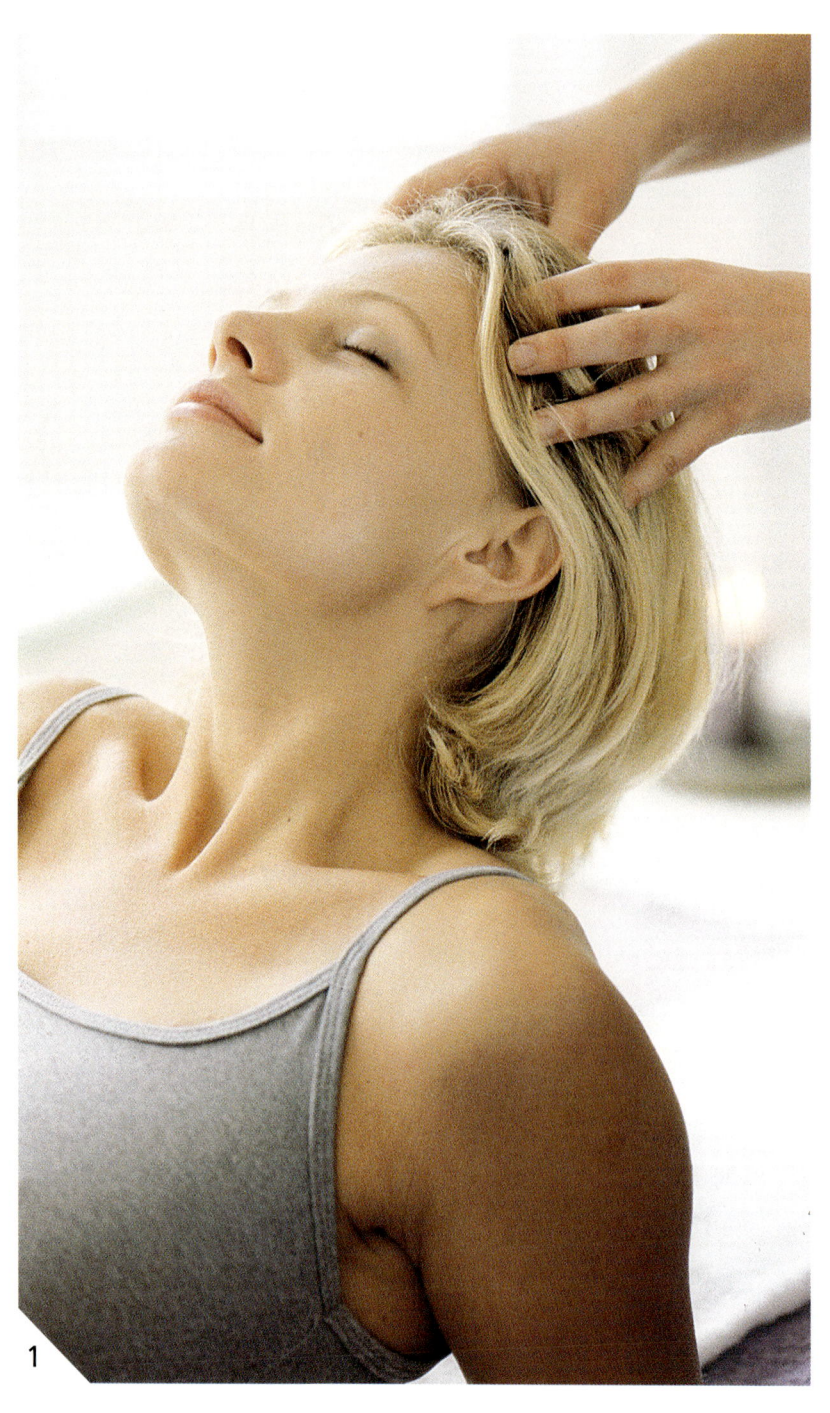

頭皮

　さらにオイルを手につける必要はありません。頭皮のマッサージは手に残ったオイルで充分できます。次の動きを4回ずつ繰り返してください。

1 手を首の後ろに当てます。5本の指を使って、髪と頭皮全体を円を描くようなフリクションの動きでマッサージします。軽く、なおかつしっかりと圧迫してください。受け手の頭を左右に傾げると頭皮全体をマッサージしやすいかもしれません。

2 髪全体をやさしくなで、指先で頭皮をブラッシングします。

3 頭皮のマッサージを終えるときは、髪先から指をそっと抜きます。そして指先をやさしく受け手の額に当ててください。その状態を数秒間保ちながら、受け手の頭によい考えが浮かぶよう願います。

精油を使ったマッサージ

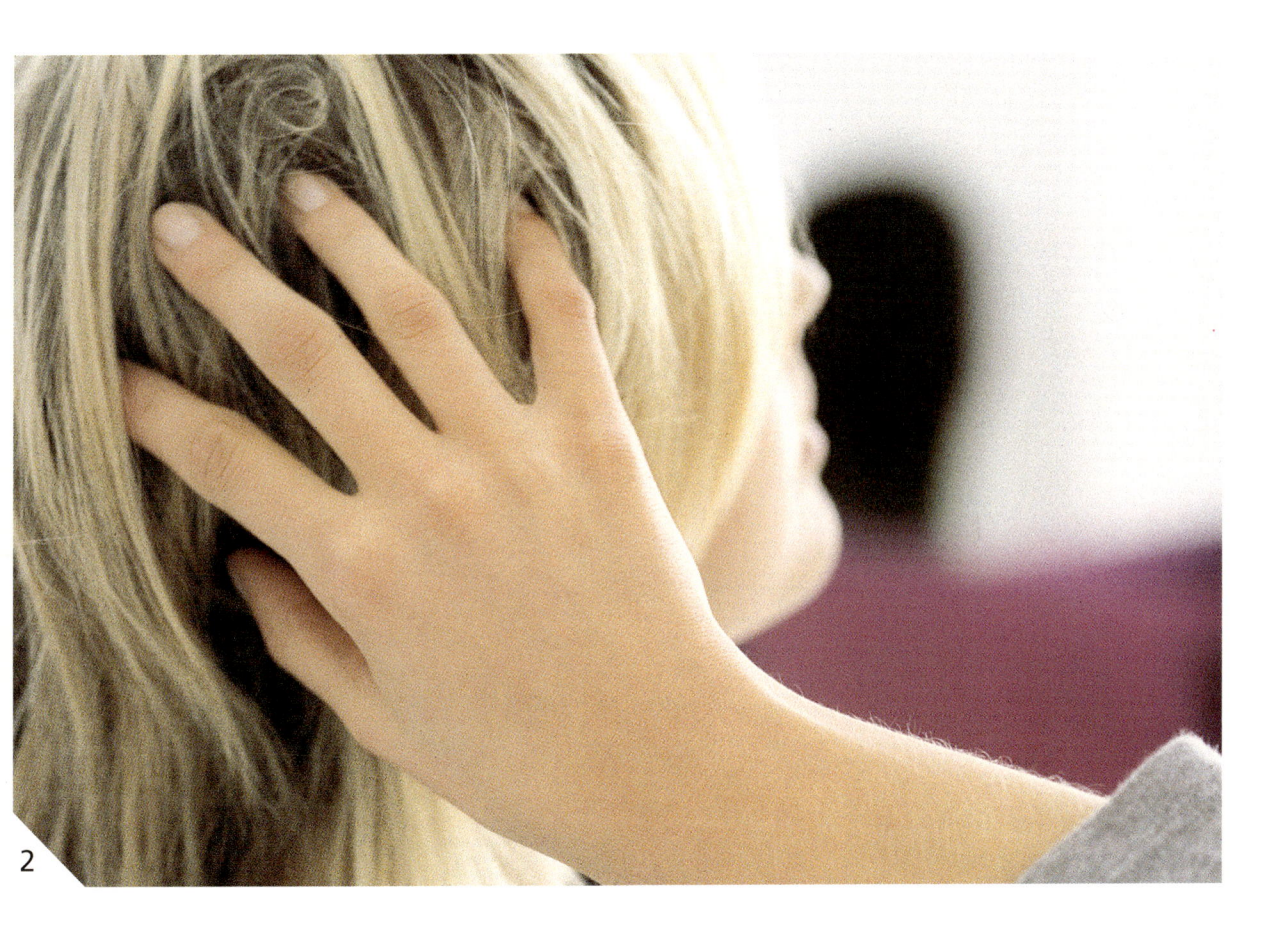

2

マッサージを終える

　タオルを受け手の身体にそっとかけます。右手を受け手のお腹に当て、左手を頭頂に当てます。受け手に、2～3回深呼吸をして、息を吐き出すときに、ため息も一緒に出すよう伝えます。次に、受け手に自然な呼吸をするよう伝え、マッサージ者は、受け手のお腹に数秒間手を当てます。マッサージ者の心が落ち着いたら、静かにその場を離れます。これは、受け手をしばらく休ませ、自分自身を「取り戻す」時間を与えてあげるためです。受け手の準備ができたら、温かい飲み物を出しましょう。

精油を使ったマッサージ

性欲を高めるマッサージ

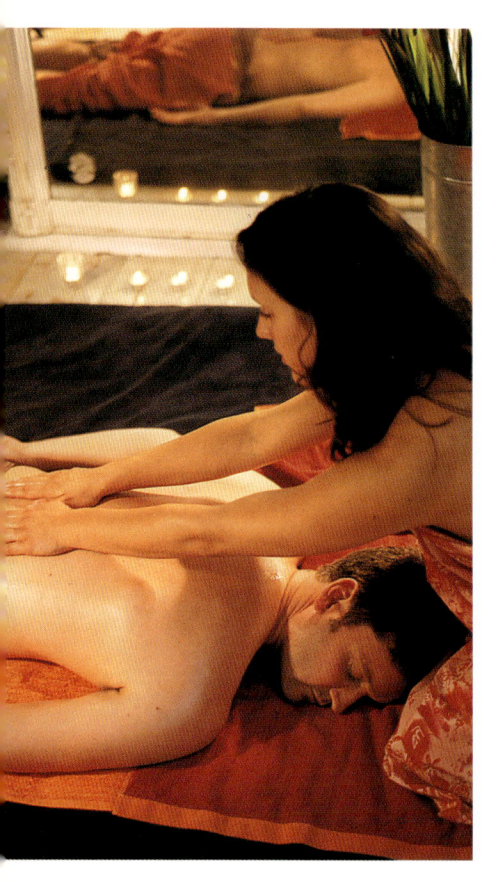

性感帯を意識して行います。具体的には、足の裏と、手足の指の間、ひざの後ろ、太ももの内側、お尻、腰、胸、手のひら、ひじの内側、脇の下、首の後ろ、耳、そして唇です。

一般的には、あなたが心地よい動きは、恋人にも心地よい動きです。しかし、性愛に関する古文書には、女性は、ゆっくりと持続するやさしい動きを好み、男性は女性よりもしっかりと刺激されることを好むと書かれています。ふたりで、お互いにもっとも感じるマッサージの動きを見つけていきましょう。恥ずかしがらずに「こうして欲しい」と伝えてください。パートナーも、喜んであなたのリクエストに応えてくれるでしょう。

性感を高めるマッサージは、P.34-47で紹介している全身マッサージの手順と同じですが、次のようなバリエーションがあります。

背中

恋人の頭側に立ちます。首下の、背骨の両側に手を当て、指先は足の方に向けます。エフルラージュの動きで、背中からお尻までしっかりと圧迫します。お尻のふくらみを通り過ぎたら、太ももから身体の側面を通って脇の下まで手をすべらせます。続けて、腕から手までゆっくりとエフルラージュし、パートナーと指をからませます。数秒間指をからませている間に、パートナーの背中と肩にやさしく息を吹きかけます。自分の内側に温もりと愛を感じてください。指をゆっくりとほどいて、パートナーの腕の内側をなで上げます。脇から肩へと手をすべらせて元の位置に戻し、再び最初から動きを繰り返します。

有資格のセラピストが行う臨床アロマセラピーのマッサージは、深いくつろぎと自己治癒力を引き出すのが目的ですが、官能アロマセラピーは性欲を刺激し、呼び起こすためのマッサージをパートナーと楽しみたい人なら、誰でも行うことができます。このマッサージは、リズミカルですが、非常にゆっくりと行います。動きの基本は、エフルラージュ、フェザリング、ニーディング(P.30参照)です。

性欲を高める
マッサージに向く精油

クラリセージ 気分を浮き浮きさせ、幸福感を高めます。身体のほてるような陶酔感をもたらします。

パチュリ 性欲を高めます。

ベチベール グラウンディング(大地に根付かせ、落ち着かせる)作用があり、緊張感をほぐし、リラックスさせてくれます。

イランイラン 性欲を高める効果がある、催淫性の精油です。

性欲を高めるマッサージにおすすめのブレンドです。

＊サンフラワー・キャリアオイル 15㎖
＊クラリセージ 2滴
＊パチュリ 1滴
＊ベチベール 1滴
＊イランイラン 2滴

お腹と胸

　圧迫は軽くしてください。パートナーの肩に軽く手をのせ、指先は下向きにします。両手を非常にゆっくりと胸へすべらせます。そのままお腹を通って、恥骨までなでたら、両手を扇型に広げて、お尻の両側をエフルラージュします。次に手をお椀型にして身体の側面をごく軽く叩いてから、脇の下まで身体の側面をゆっくりとなで上げます。脇の下までなでたら、右手を引き寄せ、左手と並べます。左手をパートナーの左側の背中の下に深く差し入れます。

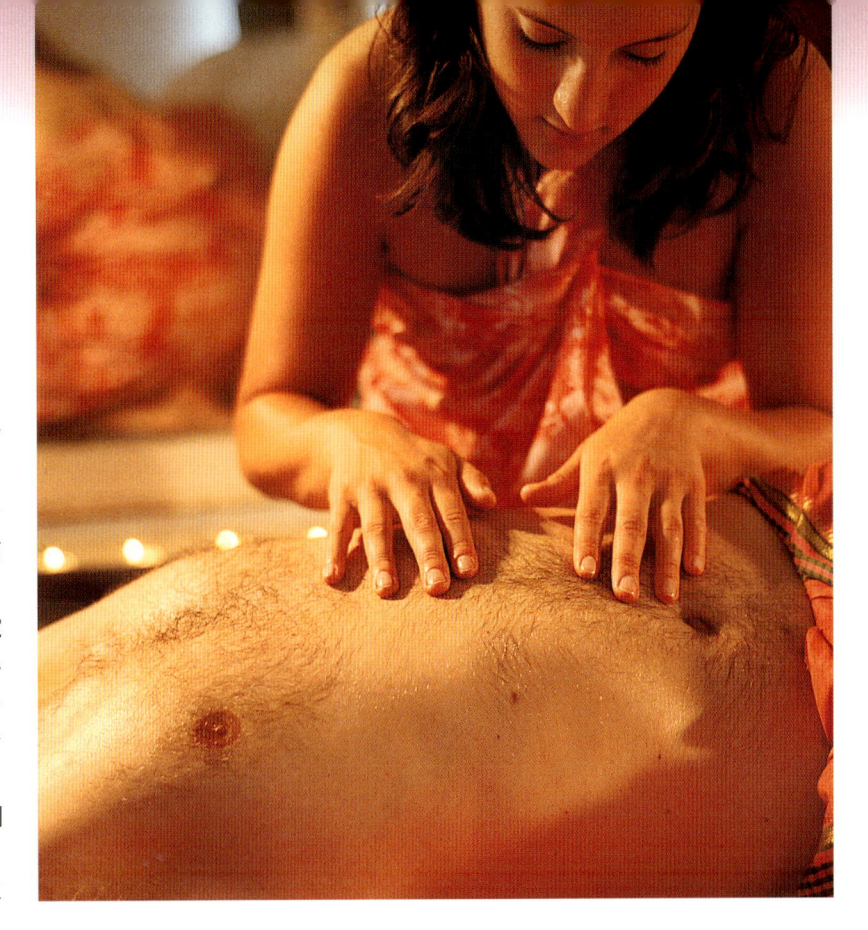

　背中に深く差し入れた手を手前に引き、背中の筋肉を胸の位置まで引っぱります。つぎに右手を差し入れ、同様に手を引き、皮膚を引っぱります。両手を交互に使って背中の筋肉を引っぱり、胸の位置で手を離します。右側の背中で、同様に行います。

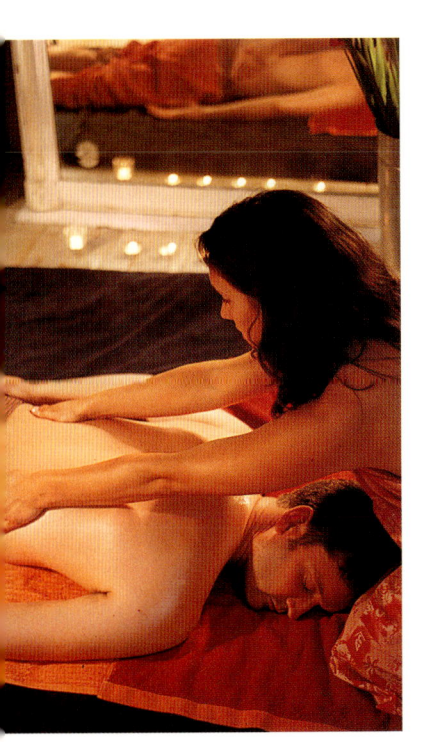

　最後に、胸部に大きめの円を描くようにエフルラージュしたら、再び胸の上に手を戻して、最初の動きから行います。ここまでの一連の動きを、お好みの回数行ってください。

耳

　頭皮のマッサージをするときに、耳の愛撫も加えます。指先で両耳に軽く円を描いてください。親指と人差し指で耳たぶをやさしくこねたり、引っぱったりします。最後に、髪に指を入れフェザリング（P.30参照）の要領で耳に触れます。

最後に

　マッサージを行った部分をフェザリングしてから、それぞれのマッサージの動きを終えるようにしてください。このフェザリングの指の動きを次第に遅くし、さりげなく指先を身体から離します。この軽いフェザリングの動きによって、パートナーは別世界に運ばれ、官能の海に浮かぶことでしょう。

精油を使ったマッサージ

赤ちゃんと子どものためのマッサージ

　東アジアや熱帯の国々では、ベビーマッサージが子育てに欠かせない技術のひとつとみなされています。身体にオイルをつけてなでたり、ストレッチを行うことで、赤ちゃんの眠りが深くなり、食欲が増し、腹痛がやわらぎ、親との絆が深まるため、赤ちゃんを丈夫に育てる一助になると考えられています。

　赤ちゃんや子どものマッサージは、親子の間に真の共感と愛情を生み出すきっかけになってくれます。赤ちゃんがマッサージの手順に慣れたら、生活の一部として、毎日、または毎週行いましょう。定期的にマッサージを続けると、赤ちゃんは、母親もしくは父親の自分に対する関心と、このマッサージとを結びつけ、マッサージを愛情という何にも代え難い贈り物だと捉えるようになるはずです。

　生まれて間もない頃からマッサージをすると、子どもに前向きなセルフイメージを持たせ、自信を育てることができます。また赤ちゃんのきょうだいに、マッサージをしてあげるだけでなく、マッサージする方法を教えてあげれば、辛抱強さを学ぶ機会にもなり、きょうだい同士の親密さが増し、互いを尊重するようになります。

子どもにどんな効果があるか

　英国の病院で行われた研究では、保育器に入っている赤ちゃんが、保育器の中に放置されたり、看護師だけに世話を受けるのではなく、両親に触れられたりなでられたりすれば、はるかに早く肺機能が発達することが明

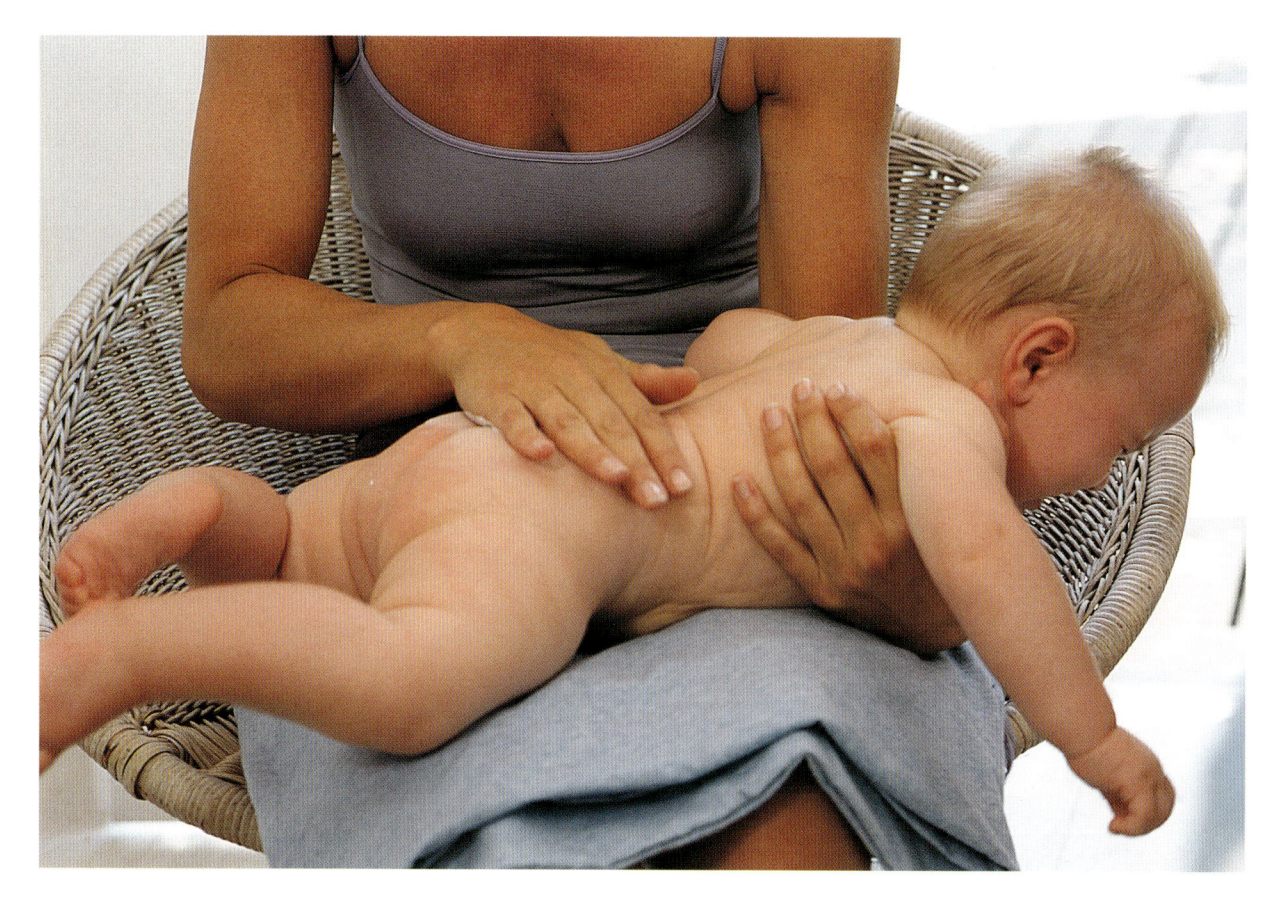

精油を使ったマッサージ

らかになりました。お腹をやさしくマッサージすると、便秘、下痢、吐き気といった消化器系の不調が鎮まりやすくなります。

日々成長を続ける子どもの、心と身体のバランスを健康に保つ効果もあります。

ベビーマッサージ

5分間でかなりのマッサージができます。もし赤ちゃんがマッサージを喜べば、時間を長く取りましょう。10〜15分あれば、ほとんどの赤ちゃんには充分な長さでしょう。部屋を温かくしてください。もし床で行うなら、すきま風が当たらないよう注意します。まずはサンフラワーオイルで、赤ちゃんの身体を軽くなでることから始めましょう。毎日行うようにしてください。入浴前か、食後少なくとも30分経ってから行ってください。赤ちゃんが少し大きくなったら、手の感触に反応して、身をくねらせたり、足を動かしたり、喉を鳴らしたりして、元気にマッサージに参加してくれるでしょう。マッサージという、親子で行うゲームをリラックスして楽しめばよいのです。

マッサージを行うときの姿勢は、床に座って両脚を伸ばすか、正座するのがおすすめですが、特に決まりはありません。楽な姿勢を取ってください。赤ちゃんが楽に動けるような充分なスペースとマットを用意します。赤ちゃんの身体は小さいため、マッサージはなでる動きか、ストレ

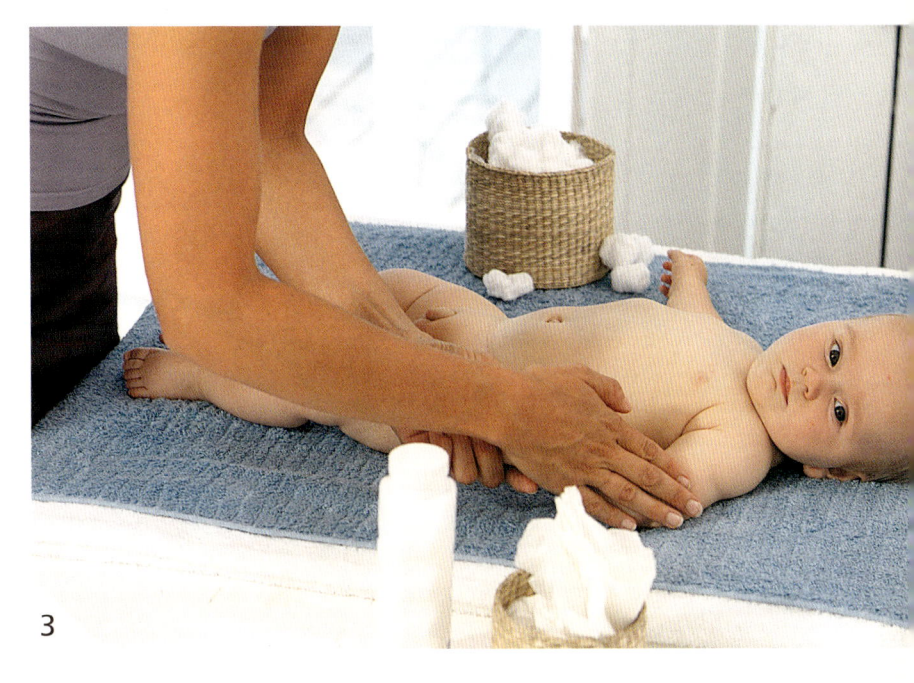

3

ッチがほとんどです。次にマッサージの手順を紹介しますが、「教科書どおり」に行う必要はありません。赤ちゃんが喜ぶマッサージをしてあげることが一番です。

簡単な
ベビーマッサージの手順

1 身体の前面から行います。少量のマッサージオイルを手につけ、長いストロークで全身に塗り広げます。肩から足の方向へとなでてください。目に入ることがあるため、顔のマッサージは行いません。

2 赤ちゃんのお腹を指先でマッサージします。おへそのまわりを、時計回りになでます。

3 片手で赤ちゃんの手を持ち、ごく軽く引っぱります。次に肩から手首へと腕全体をなでたら、今度は肩から手首まで、赤ちゃんの腕を軽く絞りながら、手をすべらせます。数回繰り返したら、もう一方の腕で行います。

4 赤ちゃんの足を持ち、やさしく引っぱります。次に太ももから足首までなでます。3と同様、太ももから足首まで軽く握りながら手をすべらせます。数回繰り返したら、もう一方の脚で行います。

5 赤ちゃんの向きを変え、背中にオイルを塗ります。

6 まず脚をなで上げ、お尻を通って

精油を使ったマッサージ

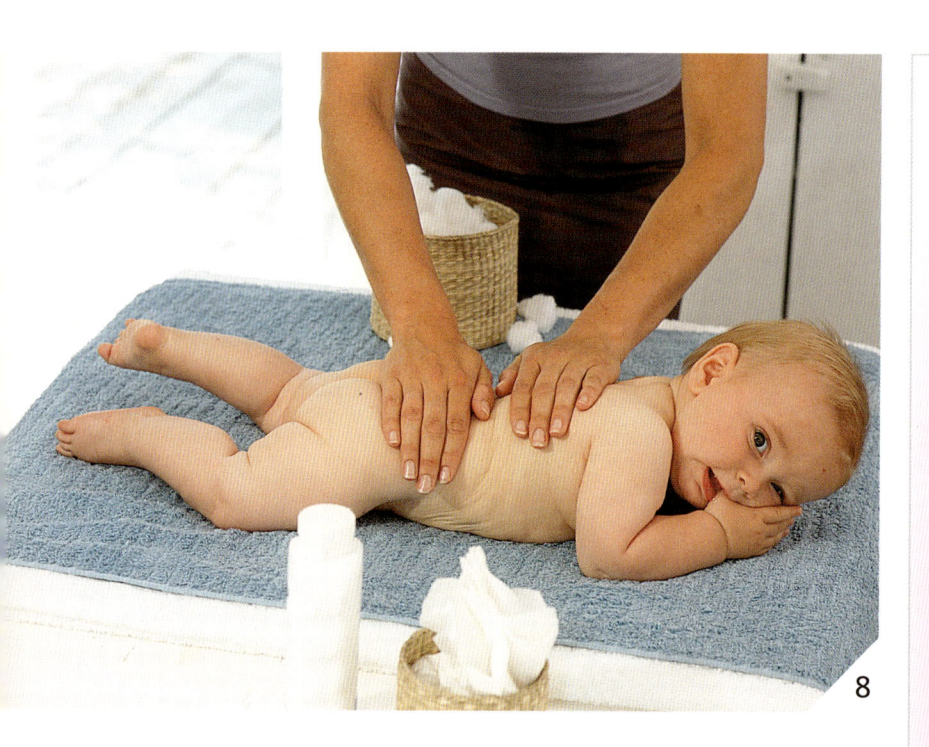

赤ちゃんと子どもへの精油の効果

ローマンカモミール　鎮静作用があり、くつろぎを促す安らぎの精油です。鎮痛作用もあるので、腹痛、歯痛にも効果があります。湿疹、乾燥してかゆみのある肌、アレルギー症状にも全般的に効果があります。

ラベンダー　鎮静作用にすぐれ、痛みをやわらげます。抗ウイルス作用が呼吸器系に効果を発揮します。あらゆる皮膚症状にも高い効果のある精油です。

サンフラワーオイル　皮膚をソフトにし、しっとりさせるので、赤ちゃんと子どもに向くキャリアオイルです。

3歳未満の乳幼児には、ローマンカモミールかラベンダーを1滴のみ、50mlのサンフラワーオイルに混ぜて使います。両方の精油を使いたいときは、この2種類の精油をブレンドしたものから、1滴取ってキャリアオイルに加えるようにします。

背中までなでます。次に両手で肩の内側から外側へとなで、そのまま腕を通り、身体の側面から足へと続けます。この動きを数回繰り返してください。

7　赤ちゃんはお尻をピタピタされるのが好きですから、片手の親指を除く4本の指で、お尻を軽く叩きましょう。お尻に手を当て、お尻の山とその周囲を片方ずつなでたら、やさしく左右のお尻の山を押しつけます。

8　背中の上部から脚まで、ごく軽くなめらかに手をすべらせます。両手を交互に使い、途切れないように動きを続けてください。片手が脚に届いたら、手を離して背中の上部に戻し、また同じ動きを繰り返します。じょじょに手の動きを遅く、軽くしていきます。このなめらかで流れるように続く手の動きには、赤ちゃんを落ち着かせる効果があります。この動きでマッサージは終わりです。

9　マッサージがすんだら、温かいタオルで赤ちゃんをくるんであげてください。きっとすぐに眠ってしまうか、しばらくあなたの腕に抱かれて、じっとしていることでしょう。

幼児期以降のアロマセラピー

　精油は、あらゆる年齢の子どもに効果を上げます。マッサージの方法は、大人を対象とするものと同じですが、マッサージオイルは次の割合で調合してください。キャリアオイル20mlに対して、精油が2滴です。バスタブのお湯に加えるなら、精油は2滴だけにします。

注意：精油はたいへん強力ですので、子どもに使用する場合は、充分注意してください。

切り傷とあざ

　小さいうちは、つまずいたり、小さな切り傷やあざを作ることが度々あります。精油は傷からの感染を防ぎ、傷口の治癒を早めるために利用できます。あらゆるタイプの切り傷やあざに効果があるのは、ラベンダー、レモン、ニアウリ、ティートリーです。入浴時に、これらの精油を2滴バスタブのお湯に加えてください。

不眠

　身体を休め、翌日に使うエネルギーを蓄えるために、夜は子どもたちを眠らせなければなりません。子どもの不眠症には多くの原因があります。興奮が冷めないとか、恐怖感といったものから、幼児では親の添い寝がないと眠れない場合など、様々です。精油を加えぬるめのお湯で夜に入浴すると、眠気を催しやすくなります。

＊ふとんには入ったものの興奮が冷めない子には、サンフラワーオイル20mlにラベンダーとイランイランを1滴ずつ加えたブレンドで、背中をマッサージしてあげましょう。やさしいエフルラージュの動きで行ってください。ウエストの位置で左右の手のひらを背骨の両側に当てます。肩までなで上げたら、肩甲骨の周囲を円を描くようにマッサージします。ここまでの動きを何度も繰り返し、子どもが落ち着いてきたら、圧迫を少しずつ弱めていき、さらに手を持ち上げ、指先だけを身体に当てた状態にします。このマッサージで、子どもはすっかりリラックスするでしょうし、気持ちよくて楽しいマッサージのひとときを、ふとんに入ったら心待ちにするようになるかもしれません。マッサージにかかる時間はほんの2〜3分です。

＊恐怖感や不安感のある子には、サンフラワーオイル20mlにフランキンセンスとラベンダーを1滴ずつ加え、上と同じ方法でマッサージしてあげてください。

＊親が添い寝しないと眠れない子なら、親が日中、ラベンダーとスウィートオレンジをブレンドした香水をつけるようにします。夜、その子がふとんに入るとき、同じ香水をソフトなおもちゃにつけて、子どものそばに置きます。子どもは同じ匂いに安らぎを覚え、安心感を得るでしょう。

アロマセラピーで治す

この章では、アロマセラピーによる治療法を、疾患の器官別にまとめました。呼吸器系、循環器系、消化器系、免疫系、婦人科系、骨と筋肉、そして皮膚の7つのセクションに別れています。各疾患に関して、治療効果のある精油の種類や相乗作用のある精油ブレンド、キャリアオイル、使い方について解説しています。

精油をキャリアオイルと混ぜるときは、精油は常に2滴のみ使用します。相乗作用のある精油ブレンドの場合は、記載の量に従ってください。

おすすめのキャリアオイルが複数紹介されている場合は、まずキャリアオイルをブレンドしてから精油と加えましょう。

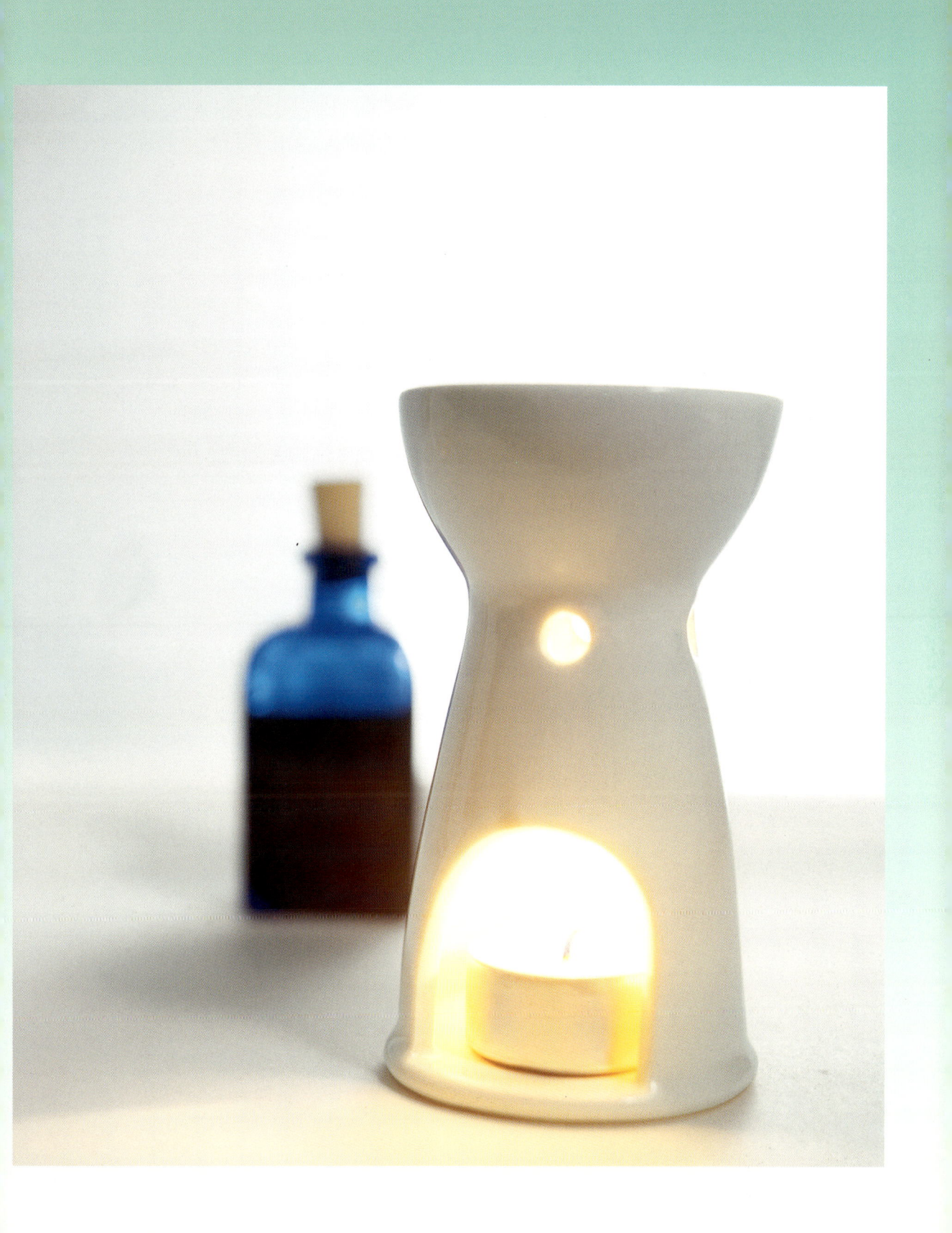

呼吸器系

酸素を吸い込み、二酸化炭素を吐き出す能力によって生命は維持されています。呼吸は、空気を肺に入れては肺から吐き出す動きです。安静時、人は1分間に12〜15回の呼吸をしますが、激しい運動をすると、呼吸回数が3倍になることもあります。身体の細胞と空気とで酸素と二酸化炭素の交換を行うのが呼吸なのです。呼吸は、細胞内の化学処理も担っています。具体的には、食物を酸化させてエネルギーを生み出し、老廃物である二酸化炭素を身体から除去してくれます。

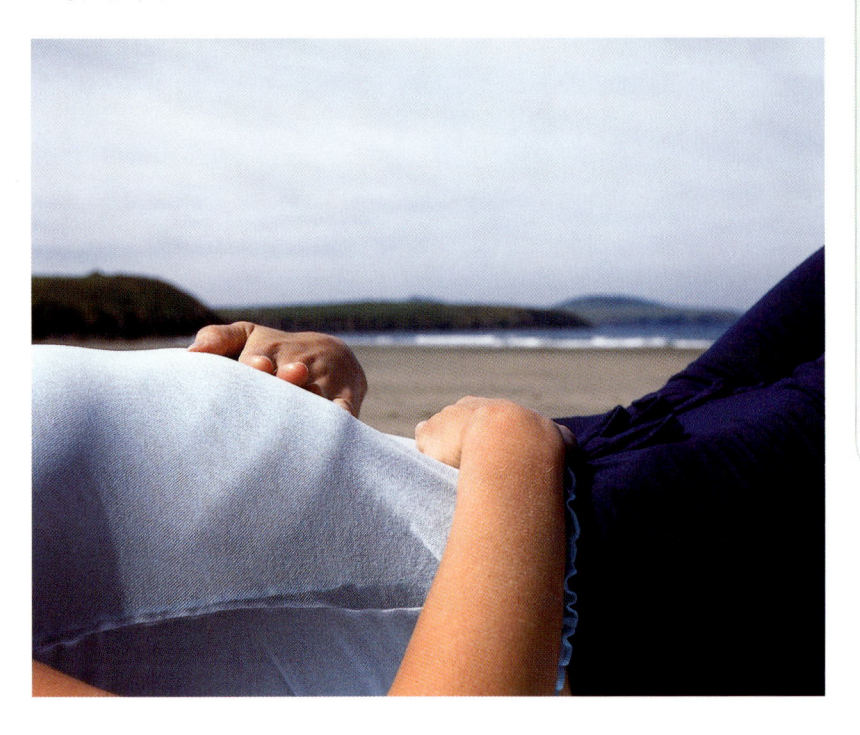

> **咳**
>
> 咳が出る原因は2とおりあります。
>
> ＊粘液の不足。アレルギーや喘息の場合に多く、乾いた激しい咳が出ます。粘液の粘りが強すぎて流れが悪い状態です。この状態が長引くと粘膜がうっ血し、慢性気管支炎につながることがあります。
>
> ＊粘液の過剰。この状態は、カタルとも呼ばれます。粘液が多すぎて繊毛が処理できず、たまってしまう状態です。気管支炎をはじめ他の肺の感染症は、この過剰な粘液が原因で起こります。

呼吸器系の不調

呼吸器系の不調は、粘膜に影響を及ぼします。粘膜は、鼻、喉頭、咽頭、気管支を構成している気管と肺、細気管支、肺胞の内壁を覆っています。健康状態のよいときは、粘液を意識することはありません。なぜなら繊毛が、その叩くような動きで気管の粘液を胃に押し流すからです。繊毛とは、気管を覆う細胞から生えている微細な毛で、前後に波打つように運動しています。疲労すると免疫力が低下し、空気中を漂う細菌やウイルスに抵抗できなくなります。粘液の粘り気が強くなると病原体を取り除くことができないために病原体が増殖し、絶え間ない咳や鼻水につながります。咳とは過剰な粘液を取り除くための身体の自然な反応なのです。

アロマセラピーで治す

喘息

症状と原因
喘息は、呼吸困難、胸の苦しさ、粘液の過剰を原因とするゼーゼーとした喘鳴や、咳を引き起こします。原因はアレルギーで、アレルゲンには、花粉、動物の毛、カビ、乳製品などがあります。精神的なストレスも関与しています。

おすすめの精油
クラリセージ 幸福感を高め、気分を高揚させる作用があります。免疫系を強化し、病後の回復を早めます。

サイプレス 気管支のけいれんを落ち着かせ、喘息による咳を抑えます。

フランキンセンス 粘膜への有効性が高い精油で、特に肺の浄化に効果があります。感情を穏やかにし、息苦しさをやわらげます。

相乗作用のあるブレンド
＊クラリセージ　2滴
＊サイプレス　2滴
＊フランキンセンス　2滴

マッサージ用キャリアオイル
＊サンフラワーオイル　15㎖

使い方
＊入浴
＊乾燥吸入（ハンカチにたらして使う）
＊胸、首、肩の定期的なマッサージ（P.43参照）

注意：蒸気吸入はしないでください。むせることがあります。

他の効果的な精油
クラリセージ、サイプレス、ユーカリ（ユーカリ・グロブルス、ユーカリ・スミニー）、フランキンセンス、ガルバナム、ラベンダー、スパニッシュマジョラム、真正メリッサ、ミルラ、ビターオレンジ、ペパーミント、サンダルウッド、ティートリー、スウィートタイム

ハーブの豆知識
クラリセージ 中世の薬草医に「澄んだ目」と呼ばれ、眼病の治療に用いられていました。

❊

サイプレス 薬の一種として、古代文明でその価値を認められていた植物です。現在でも、チベットでは浄めの香りとして用いられています。

❊

フランキンセンス 甘い香りをもつアラビア原産の樹脂で、聖書にもフランキンセンスについての記述があります。誕生したばかりのキリストに対する、3人の賢者の贈りもののひとつがこのフランキンセンスでした。

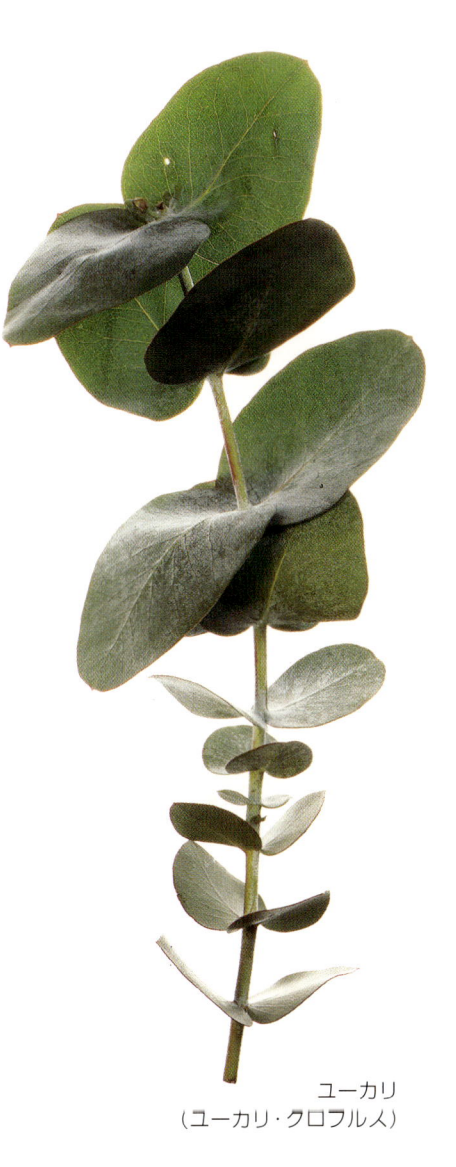

ユーカリ
（ユーカリ・クロフルス）

気管支炎

症状と原因

気管支炎は、肺につながる気管の感染症で、症状として、持続性の咳、胸の痛み、筋肉痛、肩甲骨の間の痛み、発熱がみられます。うつ状態も、症状のひとつです。原因には、間違った呼吸法、大気汚染、アレルギー、ストレス、乳製品やジャンクフードの摂りすぎが挙げられます。多くの場合、ウイルス感染症に加え、細菌感染症を併発します。

スウィートタイム

おすすめの精油

カユプテ 気管の殺菌に向く精油です。感染初期に使うと特に効果的で、急性気管支炎による胸の痛みによく効きます。発汗を促すため、熱を下げ、体内からウイルスの毒素を排出します。

サンダルウッド 気管支炎や肺炎にともなう胸の感染症、喉の痛み、乾いた咳に効果的な精油です。カタル症状で寝苦しいときの睡眠補助剤となり、免疫系のはたらきを促します。

スウィートタイム（タイム・ゲラニオール、タイム・リナロール） 白血球のはたらきを促します。感染症を撃退し、病原菌の広がりを抑える助けとなります。

相乗作用のあるブレンド

＊カユプテ　2滴
＊サンダルウッド　1滴
＊スウィートタイム　3滴

マッサージ用キャリアオイル

＊サンフラワーオイル15㎖

使い方

＊蒸気吸入
＊拡散
＊入浴
＊胸と背中のマッサージ
＊背中と肩甲骨のマッサージ：背中の左右いずれかに両手を当て、腰の位置から肩に向かってなで上げます。続いて、肩甲骨のあたりに8の字を描いたら、手の力を抜いて元の位置に手をすべらせて戻します。このマッサージは、背中の緊張をほぐし、うっ血の解消に役立ちます。

ハーブの豆知識

カユプテ マレーシアの野生植物。現地では「カユプティ」と呼ばれていますが、これは、幹の色を指す「白い木」という意味です。マレーシアでは風邪、喉の痛み、頭痛、筋肉疲労に使われています。

❊

サンダルウッド 世界最古の香水の原料として知られ、香料として4千年以上の歴史をもちます。昔からお香として、また遺体の防腐処理に利用されてきました。

他の効果的な精油

ベイ、カユプテ、シダーウッド（アトラス、バージニア）、サイプレス、フランキンセンス、ジンジャー、イモーテル、ラベンダー、ミルラ、ニアウリ、サンダルウッド、スウィートタイム

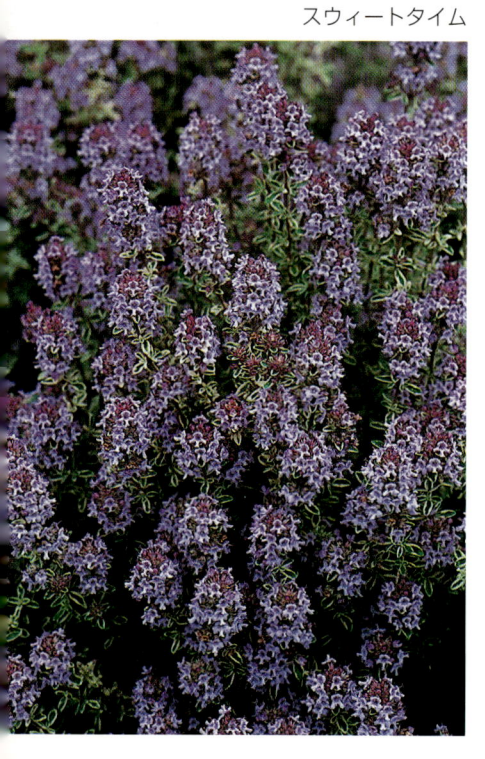

副鼻腔炎

症状と原因
副鼻腔炎は、上顎洞などの中空になった洞が感染を起こした状態で、洞を覆っている粘膜のうっ血を引き起こし、目の回りの痛み、頭痛、口臭といった症状が出ます。原因は、ストレス、食物アレルギー、大気汚染です。風邪やインフルエンザが引き金になります。

おすすめの精油
イモーテル 呼吸器系全般に効果のある精油で、発熱をともなう風邪、咳、気管支炎、副鼻腔炎の症状をやわらげます。免疫力を高め、アレルギー症状や感染症の発症を食い止めます。肺から粘液を取り除き、くつろぎと眠りをもたらします。

レモン 副鼻腔炎を原因とする頭痛や偏頭痛、神経痛をやわらげます。白血球を刺激するため免疫力が高まり、感染症を撃退する力になります。

マートル 副鼻腔炎の症状をすっきりさせます。作用はユーカリと似ていますが、マートルには刺激作用はありません。マートルの鎮静作用は、就寝時にたいへん役立ちます。

相乗作用のあるブレンド
* イモーテル1滴
* レモン2滴
* マートル3滴

ハーブの豆知識
レモン 古代には、衣類の香りづけや虫よけに使われていました。その後、長期の航海に出ている船乗りの、壊血病対策に利用されました。

❋

マートル ギリシアの医師ディオスコリデスは、アナザルバス(現在では、トルコ南部の都市として知られています)に在住し、皇帝ネロの統治時代に、ローマ軍の軍医を務めていました。彼は、マートルを治療に用いました。肺を浄化する目的で、ワインにマートルの葉を漬けて作ったエキスを患者に処方していました。

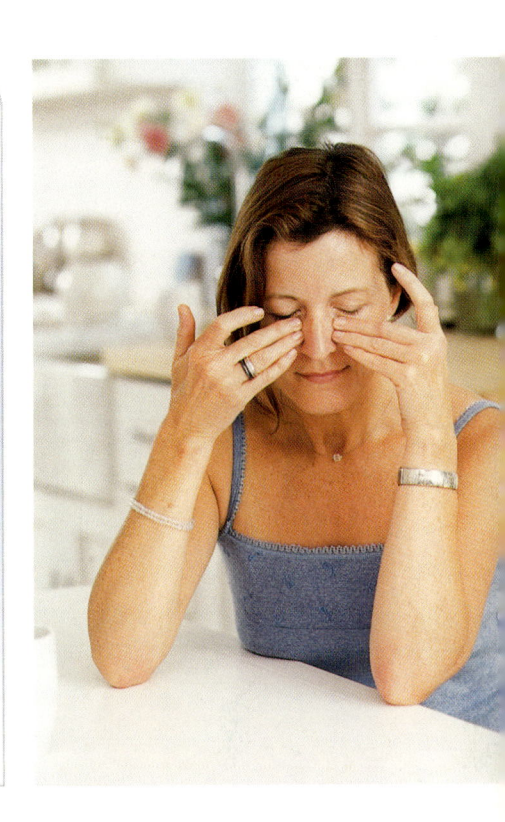

フェイシャルマッサージ用キャリアオイル
* サンフラワーオイル15ml

使い方
* 入浴
* 蒸気吸入
* 乾燥吸入(上記のブレンドをティッシュに2滴たらして吸い込む)
* 拡散
* フェイシャルマッサージ：上記のブレンドを使って、まゆ頭と鼻の際にあるくぼみに両手の薬指を当てます。目の回りの骨に沿って、まゆを引き上げるように薬指を目尻まで滑らせます。続いて中指をほお骨に沿って滑らせ、目の中心の位置で止めます。指を最初の位置まで滑らせ、同じ動きを繰り返します。

他の効果的な精油
カユプテ、ユーカリ(ユーカリ・グロブルス、ユーカリ・スミシー)、ラベンダー、ニアウリ、ペパーミント、パイン、ティートリー、スウィートタイム

アロマセラピーで治す

循環器系

循環器系は、心臓、動脈、細動脈、毛細管、静脈、血液によって構成されています。全身に血液を確実に届けることが、循環器系の基本的な機能です。細胞には栄養が必要ですが、この栄養を運び届けるのが血液です。また、細胞の老廃物である二酸化炭素、尿素、乳酸を、それらを排泄する腎臓、腸、肺、皮膚に確実に届ける役割も果たしています。

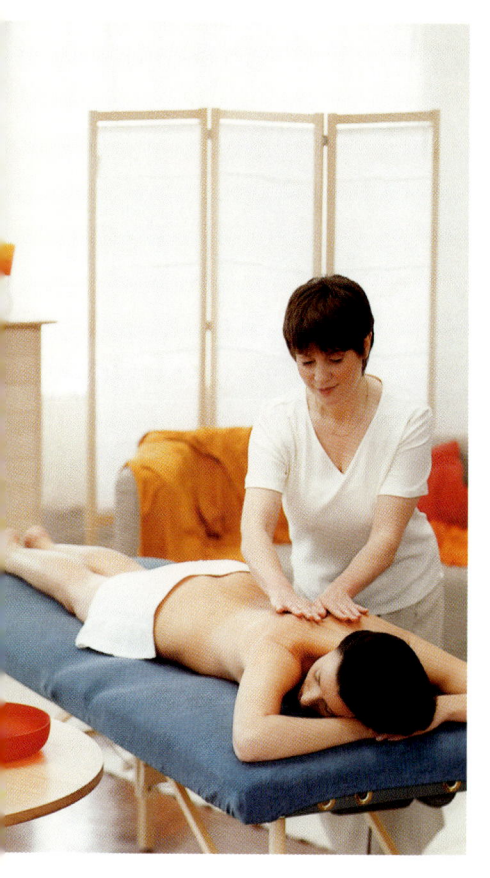

病気の一因が生活習慣にあることは、調査で明らかになっています。西洋では、死因の1/3が循環器系疾患です。喫煙や、塩分、飽和脂肪、加工食品の摂りすぎ、さらに過度の飲酒や運動不足といった要因は、病気の発症を強く後押しします。

循環器の健康が、生命の維持と全器官の統括に欠かせません。循環器に何らかの不調が起きると、関連する組織や臓器は深刻な影響を受けます。血液の状態がよくても、その血液を充分臓器に運ぶことができないと、問題が起きてきますし、代謝の過程で生産された老廃物が血液に運ばれて排出されないと、組織がダメージを受けます。

予防法

循環器系疾患は、発症した疾患の治療に力を注ぐよりも予防に重点をおいたほうがはるかに有効です。具体的な方法としては、たばこをやめ、充分な運動をし、バランスよく適量食べ、体格に合った体重を維持し、日々のストレスを減らします。アロマセラピーは、予防法に大きなウェイトをおいています。精油を使ったマッサージは、循環器とストレス関連の疾患にもっとも効果的であるため、補完療法の分野では、主要な方法として用いられています。

注意：血栓症や静脈炎にかかっている場合は、マッサージは絶対に避けてください。マッサージによって血塊を移動させてしまうことがあります。

高血圧

症状と原因
　大動脈、小動脈の両方で、血液の流れに対する抵抗が強くなると血圧が上昇します。しかし高血圧症の患者のおよそ90％は、血圧が高くなる根本的な原因がみあたりません。このタイプは、本態性高血圧症と呼ばれ、原因としては持続的なストレス、喫煙、飲酒、座っている時間の長い生活スタイル、肥満が挙げられます。残りの10％は原因がはっきりしており、二次性高血圧症と呼ばれます。

　明白な原因としては、副腎や腎臓の不調、妊娠にともなうもの、先天的な心臓病の一種が挙げられます。症状が激しい場合は、息苦しさを感じたり、めまいや視覚障害を起こすことがあります。

注意：高血圧症の人は、ヒソップ、ローズマリー、コモンセージ、レッドタイム（タイム・チモール）の精油は使えません。また、高血圧症が疑われる場合は、必ず専門家の診断を受けて下さい。アロマセラピーや自助の療法は、ごく軽い症状には効果を上げることもありますが、薬の代わりとして長期的に用いることは避けてください。必ず、事前に専門医に相談してください。

おすすめの精油
ベルガモット　鎮静しつつ、精神を高揚させる特性があるため、不安、うつ、心の緊張をケアするのに最適です。

ネロリ　やや強めの催眠作用があり、幸福感を引き起こすため、感情を静め、長引く不安、うつ、ストレスに効果があります。

イランイラン　興奮状態によく効きます。アドレナリンの分泌を調整し、神経系をなだめます。パニック、不安感、恐怖感をやわらげる作用があります。

相乗作用のあるブレンド
＊ベルガモット2滴
＊ネロリ1滴
＊イランイラン3滴

マッサージ用キャリアオイル
＊サンフラワーオイル15㎖

使い方
＊入浴
＊全身マッサージ
＊拡散
＊香水

他の効果的な精油
ローマンカモミール、フランキンセンス、ラベンダー、スウィートマジョラム、ネロリ、ローズオットー

ハーブの豆知識
ベルガモット　アールグレイ・ティーの材料に使われ、その特徴的な香りの元がベルガモットです。

❀

ネロリ　オレンジ・ブロッサムとも呼ばれています。17世紀に、この精油をイタリアの社交界に紹介したのがネロラ公国の王女だったことから、その名がつけられました。マドリッドでは娼婦に愛用されてきました。民族文化では、純潔の証として花嫁のブーケに使われてきた花でもあります。

❀

イランイラン　催淫性があり、インドネシアでは、イランイランの花びらを新婚のベッドの振りまく習慣があります。

アロマセラピーで治す

セルライト

症状と原因
セルライトとは、脂肪細胞を取り巻く結合組織に水と老廃物が蓄積した状態を指します。脂肪細胞の周辺組織は固くなりやすく、水分を閉じこめてしまうため、皮膚に見苦しいふくらみができます。原因としては、ホルモンのアンバランス、血行不良、栄養の偏った食生活、たばこの吸いすぎ、コーヒー、紅茶、アルコールの飲み過ぎ、ストレスが挙げられます。

おすすめの精油
グレープフルーツ リンパ系を刺激し、利尿作用にもすぐれているので、水分と老廃物を体内から排出する助けになります。

ジュニパーベリー 解毒作用で知られる精油です。特にアルコールを飲み過ぎたときや脂肪分の多い食品を摂ったとき、毒素の排出に効果的です。

レッドタイム（タイム・チモール） 血行を促進します。刺激作用、利尿作用があるため、尿酸の排出を進めます。

相乗作用のあるブレンド
＊グレープフルーツ　2滴
＊ジュニパーベリー　2滴
＊レッドタイム　2滴

マッサージ用キャリアオイル
＊グレープシードオイル10mℓ
＊アボカドオイル5mℓ

使い方
＊定期的なリンパ・マッサージ（P.35参照）
＊入浴
＊セルフマッサージ（P.31参照）

ハーブの豆知識
ジュニパー すっきりとした松のような香りをもつ植物で、古くから、その殺菌効果が認められてきました。古代ギリシアでは、伝染病の治療に利用され、中世では、呼吸器の感染症にかかると、つぶしたジュニパーの実を入れて入浴しました。

❋

コモンタイム 地中海沿岸全域で、もっとも古くから薬として利用されてきた植物のひとつです。古代エジプトでは遺体の防腐処理に、古代ギリシアでは、感染症を防ぐためにタイムを薫蒸しました。タイムという名は、「香りをつける」という意味のギリシア語'thymos'が語源です。

他の効果的な精油
キャロットシード、サイプレス、フェンネル、ゼラニウム、ジンジャー、レモン、ビターオレンジ、ローズマリー

レッドタイム（学名：*Thymus vulgaris ct. thymol*）

アロマセラピーで治す

水分の停滞

症状と原因

水分が停滞すると、通常、足と足首にむくみが出ます。原因として考えられるのは、月経前緊張、長時間の立ち仕事や座ったままの姿勢、けが（けがをすると、身体から水分が排出されなくなることがあります）、運動不足です。

おすすめの精油

キャロットシード　肝臓の毒素排出を進める作用をもつため、身体の浄化にたいへん効果があり、水分の停滞を解消するのに役立ちます。

ゼラニウム　老廃物と水分の処理を行うリンパ系にはたらきかけます。血液をサラサラにし血液の流れをよくします。

スウィートオレンジ　リンパ系を刺激し、毒素と、停滞している水分を減らす効果があります。

ハーブの豆知識

キャロットシード　昔から、尿閉や差し込み、腎臓、消化器の疾患に用いられてきました。中国の伝統的な薬であり、赤痢の治療や虫下しに使われています。

❋

ゼラニウム　エキゾチックな花の香りの精油です。催淫剤として用いられることもあります。

❋

オレンジ　中国では、幸せと繁栄の象徴として、新年にオレンジを贈る習慣があります。

相乗作用のあるブレンド
＊キャロットシード　1滴
＊ゼラニウム　3滴
＊スウィートオレンジ　2滴

マッサージ用キャリアオイル
＊グレープシードオイル15㎖

他の効果的な精油
サイプレス、フェンネル、グレープフルーツ、ジュニパーベリー、マンダリン、ローズマリー

オレンジ

アロマセラピーで治す

消化器系

生命を維持するためには、食物を摂らなければなりません。健康と活力は、身体に栄養を運ぶ消化器の能力にかかっています。消化器は、口から直腸までを指し全器官を合わせると11mもの長さがあります。消化器は、次のような5種類の活動を通して、食物の準備と分配を行います。

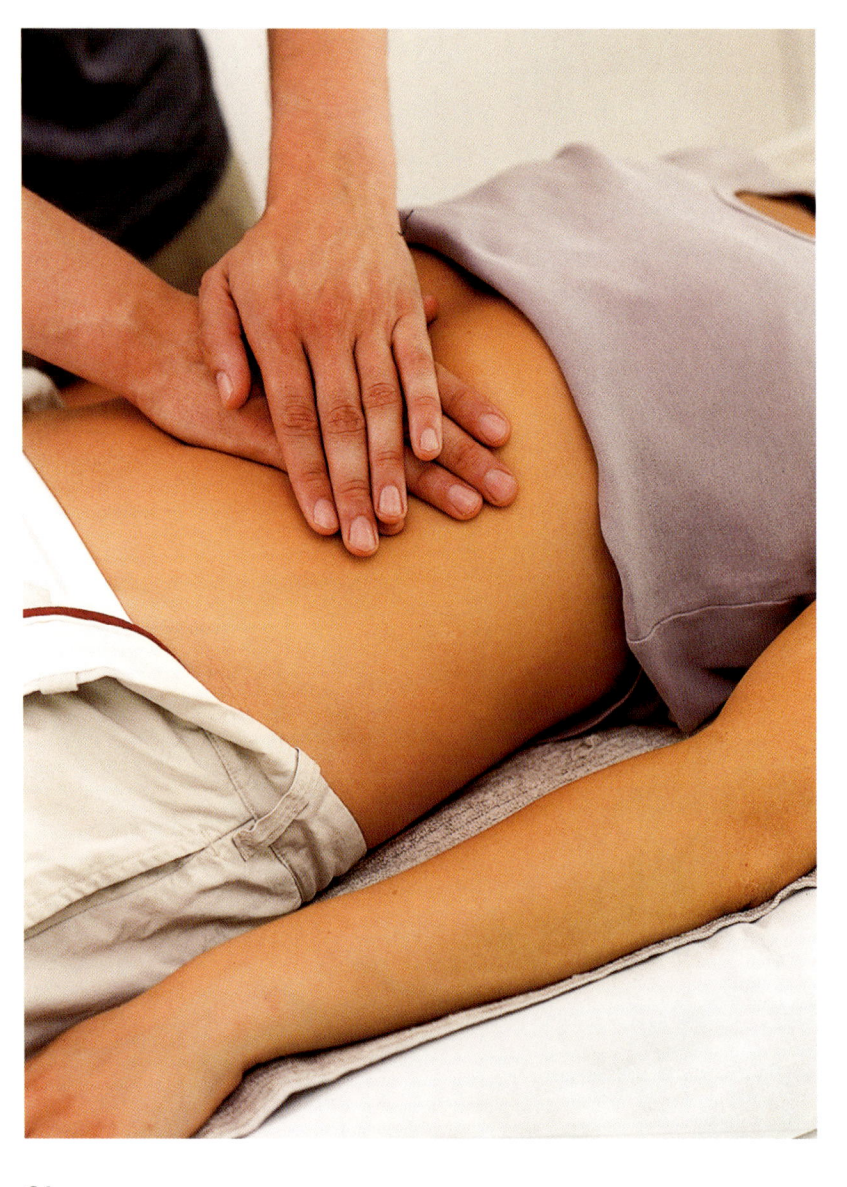

＊食べるという動作で、食物を身体に取り込む。
＊消化管を使って食物を運ぶ。
＊物理的過程と化学的過程の両方を通じて、食物の分解を行う。
＊血中に栄養分を吸収し、各細胞に送り届ける。
＊消化できないものを体内から取り除く。

感情のバランスを取る

　消化器の機能と健康は、精神状態と密接に関係しています。ストレス、恐怖、怒りなど、何らかの強い感情を抱いたとき、お腹の反応を経験したことがないでしょうか。また不安を感じると、胃が過剰な毒素を生成することがあります。ほんの一瞬の感情という場合もあるでしょうが、不安、怒り、恐怖、ストレスを感じる状態が長く続くと、消化器のはたらきが妨げられ、食欲不振、便秘、胸やけ、下痢、吐き気といった症状につながることがあります。

　常に感情面での問題を抱えていると、胃潰瘍や過敏性腸症候群につながることがあります。ですから、健康的な食生活と、調和の取れたライフスタイルを続けることが、深刻な消化器疾患を防ぐためには重要です。

アロマセラピーで治す

過敏性腸症候群

症状と原因
消化器の機能低下による諸症状を指します。具体的には、腹痛、腹部の膨満感、便秘、下痢、腸内ガス、吐き気が挙げられます。便には粘液と血液が混ざっていることがあり、形状は小さくて固く、ウサギのフンに似ています。原因としては、ストレスや食物への不耐症が考えられます。

おすすめの精油
スウィートマジョラム 消化器を鎮める効果で知られています。けいれんをやわらげ、消化不良、便秘、腸内ガス、毒素の一掃に役立ちます。

ブラックペッパー 胃を強化するはたらきがあり、唾液の量を増やし、腸内ガスを排出し、吐き気を抑えます。結腸の筋肉を整えるはたらきがあるため、腸のトラブルに効果があります。

ペパーミント 消化器に関連するあらゆる強い症状に効果を発揮します。胃、肝臓、腸に有効なはたらきをします。抗けいれん作用によって胃や腸の平滑筋を落ち着かせ、胃痛、差し込み、下痢、消化不良、口臭、胆石、嘔吐を緩和します。

相乗作用のあるブレンド
＊スウィートマジョラム　2滴
＊ブラックペッパー　2滴
＊ペパーミント　2滴

マッサージ用キャリアオイル
＊グレープシードオイル　15㎖

使い方
＊時計回りに腹部をやさしくマッサージする
＊湿布
＊入浴
＊全身マッサージ

ハーブの豆知識
ブラックペッパー ギリシアでは、発熱時に用いられたり、健胃剤として利用されました。インドでは、聖人が長距離を歩くスタミナをつけるために、こしょうの実を飲みました。

❋

スウィートマジョラム 古代エジプトの人々に、高く評価されていたハーブです。彼らは、亡くなった人の死後の生活の助けになるように、このハーブをお墓に供えました。

❋

ペパーミント 胃を落ち着かせるだけでなく、脳を刺激する効果もあると考えられています。

ワンポイント
ペパーミントのカプセルを飲みましょう（健康食品店で手に入ります）。

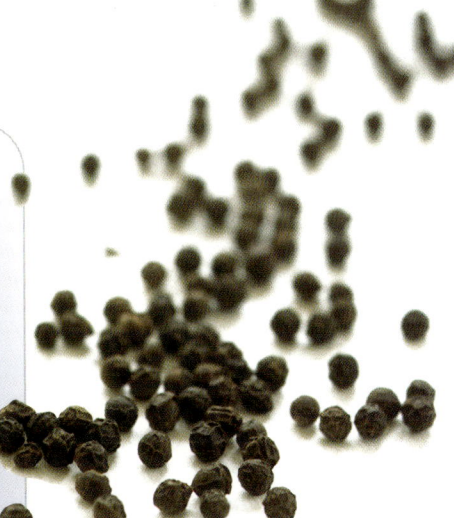

ブラックペッパー

他の効果的な精油
ローマンカモミール、フェンネル、ラベンダー、マンダリン、ネロリ

アロマセラピーで治す

乗り物酔い

症状と原因
　旅行中、突然吐き気を催すことがあります。身体がほてって気分が悪くなり、やがて胃がけいれんを起こします。乗り物酔いのほとんどは、目から脳へと伝わるメッセージと、身体のバランスを司る耳と胃の機能から脳へと伝わるメッセージとの間に矛盾が生じることで起こります。

おすすめの精油
カルダモン　胃が神経性の不調を起こしやすい人に有効です。腸内ガスの排出作用が下剤としてはたらき、差し込み、腸内ガス、上部消化管の不快感に効果を上げます。吐き気を抑える効果もあります。

フェンネル　消化器の調整作用にすぐれ、ストレス、吐き気、嘔吐、差し込みによる消化不良といった不調に効果を発揮します。

ジンジャー　腸内ガス排出作用のある精油で、吐き気、二日酔い、乗り物酔いに特に有効です。

相乗作用のあるブレンド
* カルダモン　2滴
* フェンネル　2滴
* ジンジャー　2滴

使い方
* 乾燥吸入（ハンカチかティッシュに2滴たらして吸い込む）

他の効果的な精油
コリアンダー、ラベンダー、ペパーミント

ハーブの豆知識
古代ギリシアでは、フェンネルは体力と勇気を与えてくれる植物と信じられ、スポーツ選手はよりよい結果を出すために、フェンネルを利用しました。中世では、フェンネルは魔女を追い払う植物と考えられていました。ショウガ（ジンジャー）は何千年も前から主に東洋で食べられています。中国では、リウマチ、下痢、マラリア、風邪など幅広い疾患の治療に、生のショウガが利用されています。西洋では、消化器を助ける植物としてよく知られています。

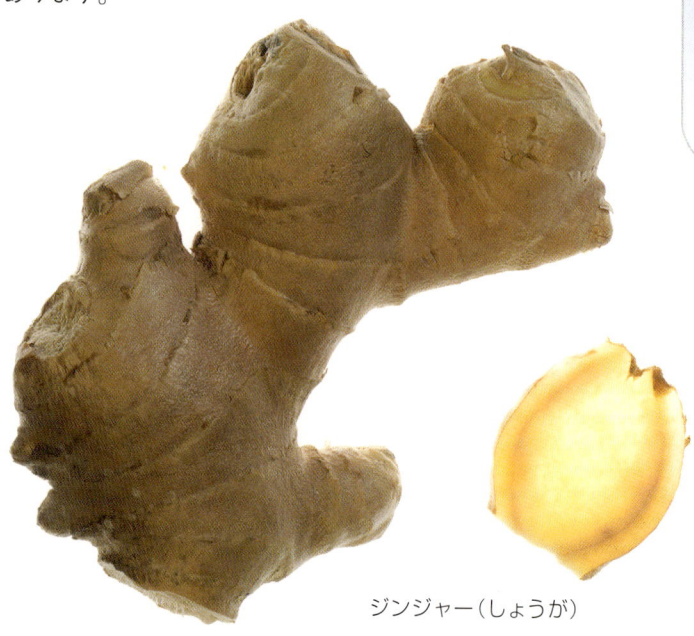

ジンジャー（しょうが）

アロマセラピーで治す

消化不良

症状と原因
消化不良とは、食べ過ぎ、早食い、こってりした物、香辛料の強い物、脂肪分の多い物を食べたときに起こる幅広い症状すべてを指す言葉です。

注意：痛みが強かったり、長く続くとき、体重が減ったり、嘔吐がある場合、また下痢や便秘が長引いている場合は、すぐに専門医の診察を受けてください。

おすすめの精油
シナモンリーフ　消化管のけいれん、消化不良、下痢、差し込み、吐き気、嘔吐を鎮めます。

コリアンダー　胃を落ち着かせ、温める効果があり、お腹の張りを解消し、胃のけいれんをやわらげます。摂食障害に役立つ精油として知られています。

ワンポイント
消化不良の症状が起きたら、相乗作用のあるブレンドをキャリアオイルと混ぜて、円を描くようにお腹をマッサージします。お腹の右側から始めましょう。

ハーブの豆知識
コリアンダー　古くから利用されてきたハーブです。コリアンダーの種は、エジプトにあるラムセス2世の墓でも発見されています。

❆

シナモン　中世では、アラブ人がシナモンの販売を独占していました。このスパイスは、どう猛な野鳥の巣から採取するもので、鳥の襲撃を避けながら集めなければならない、などと彼らは主張しました。

❆

ビターオレンジ　この木に咲く花はブライダルブーケやリースに使われました。その目的は、新郎新婦が初夜の床に就く前、あらゆる不安を静めるためです。

他の効果的な精油
アンゼリカ、カルダモン、カモミール（ローマン、ジャーマン）、フェンネル、ジンジャー、マンダリン、スウィートマジョラム、ネロリ、ブラックペッパー、ペパーミント

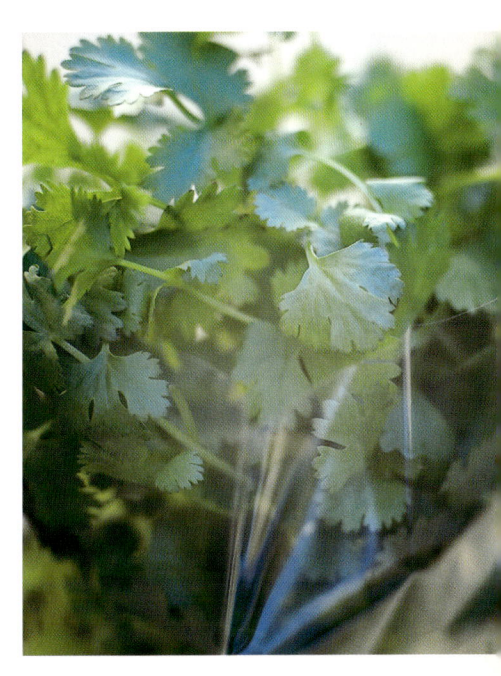

コリアンダー

ビターオレンジ　胃を鎮める作用が期待できます。特に、神経性の胃の不調に効果を表すようです。胆汁の分泌を促し、脂肪の分解を助けます。

相乗作用のあるブレンド
＊シナモンリーフ　1滴
＊コリアンダー　2滴
＊ビターオレンジ　2滴

マッサージ用キャリアオイル
＊グレープシードオイル　15mℓ

使い方
＊全身マッサージ
＊温湿布

免疫系

免疫系は、細胞、分子、器官から構成され、これらが連携し、細菌やウイルス、真菌といった外部からの病原菌から身を守ってくれます。身体の健康は、こういった病原体を認識し、追い払ったり、死滅させたりする免疫系の力にかかっています。免疫力の維持と向上に関わっているのは、リンパ球を含む2種類の細胞です。リンパ球とは、身体の中枢性リンパ組織（骨髄と胸腺）と末端的リンパ組織（リンパ節と脾臓）によって生み出される細胞です。

ストレス

病気に対する免疫力や抵抗力が、性格傾向、態度、感情に結びついているという事実が確認されています。調査によれば、深刻なうつ状態に陥ると免疫力が低下し、感染症にかかりやすくなることがわかりました。同様に、過労によるストレスも、免疫系に対して好ましくない影響を与えます。

通常ほとんどの人が、自らを限界まで駆り立て、身体が自然に元気を取り戻す時間を定期的に取ろうとしません。疲れがたまってきてからしばらく休息したり、休暇を取ったりすると、身体が突然くつろぎの状態に入ります。免疫系は、このような場合あまり効果的にはたらかないため、身体は病原体を撃退することができず、病気にかかりやすくなります。多くの人は、神経系と免疫系に相互作用があることを理解しておらず、病気に対する必要な手段を講じていません。

自己免疫

「自己免疫」という言葉は、文字どおり自分自身に対する免疫であり、身体が自己を認識できず、正常な組織を破壊する状態を言います。感染症を撃退する免疫系の防御力が落ちるために、単純疱疹や水ぼうそう、真菌感染症、膣カンジダ症などのカンジダ感染症、はしか、風疹、腺熱、また後天性免疫不全症候群（AIDS）を引き起こすヒト免疫不全ウイルスへの感染や、アレルギー、過敏症につながります。

自己免疫疾患にかかりやすいか否かは、遺伝的傾向が関わっています。こういった疾患にかかりやすい人にとって、様々なウイルス、細菌、化学物質、毒素、薬物は、疾患の引き金となる環境的な媒体です。自己免疫疾患の主な4つの原因は次のものと考えられています。遺伝的傾向、ホルモンの影響、感染、ストレス。

どの精油を使うか

免疫が落ちているときに、役立つ精油をご紹介しましょう。

＊細菌感染症に（抗生、抗菌作用）：バジル、エレミ、ユーカリ、レモン、レモングラス、ミルラ、ネロリ、ニアウリ、パルマローザ、ローズ、ティートリー

＊風邪やインフルエンザのようなウイルス感染症に（抗ウイルス作用）：エレミ、ユーカリ、イモーテル、ラベンダー、スパイクラベンダー、パルマローザ、ティートリー

＊白血球の活動を活発にする（細胞防御作用）：キャロットシード、フランキンセンス、ゼラニウム、ネロリ、ローズ、タジェティーズ

＊血液を浄化する（解毒作用）：フェンネル、フランキンセンス、ジュニパー、ラベンダー、ブラックペッパー

＊真菌感染症に効く（抗真菌作用）：シダーウッド（アトラス、バージニア）、イモーテル、ラベンダー、レモングラス、ミルラ、パチュリ、タジェティーズ、ティートリー

＊傷の治癒に（癒傷作用）：ベンゾイン、ベルガモット、カモミール（ローマン、ジャーマン）、エレミ、ユーカリ、フランキンセンス、ゼラニウム、ラベンダー、ミルラ、ニアウリ、ローズマリー

アロマセラピーで治す

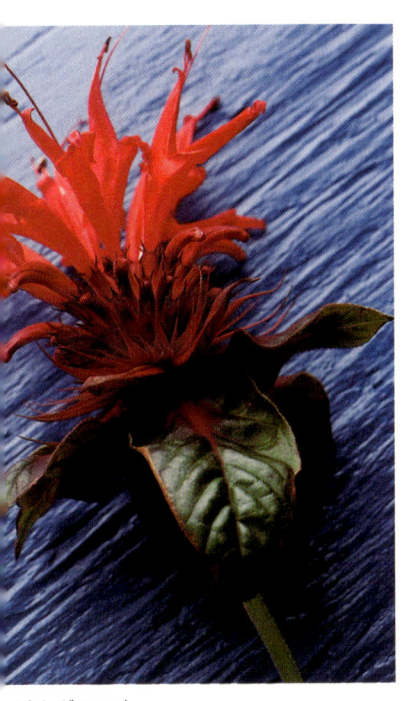

ベルガモット

カンジダ・アルビカンス

症状と原因
カンジダ・アルビカンスは、酵母に似た真菌で、胃、口、喉に常在します。通常は、腸内に健康的なバランスで生息していますが、過労やストレスの強いとき、また他の疾患からの回復期に、この真菌が増殖し始めます。体力が落ちると、免疫系が弱まり、カンジダ感染症につながります。もっとも一般的なのは膣カンジダ症ですが、この他にも、吐き気、頭痛、うつ、異常な疲れ、他の真菌の増殖の原因にもなります。

おすすめの精油
ベルガモット 尿路の殺菌力にすぐれ、膀胱炎のような感染や炎症を抑える効果があります。心を高揚させ、落ち込んだ心を慰めます。

ユーカリ（ユーカリ・シトリオドラ）
殺菌、抗炎症作用があり、カンジダをはじめ、真菌感染症に強い効果を発揮します。

ティートリー 抗真菌作用があるため、膣カンジダ症の不快感を解消します。概して、性感染症に効果があります。

相乗作用のあるブレンド
* ベルガモット　2滴
* ユーカリ（ユーカリ・シトリオドラ）　2滴
* ティートリー　2滴

マッサージ用キャリアベース
* 生きた乳酸菌ヨーグルト（カンジダ菌の撃退に有効な成分が含まれています。健康食品店で入手できます。）

他の効果的な精油
ジャーマンカモミール、ラベンダー、レモングラス、真正メリッサ、マートル、ローズマリー

使い方
＊膣カンジダ症にかかったら：生きたヨーグルトの50gパックに相乗作用のあるブレンドを加え、冷蔵庫で保存します。生理用のナプキンかショーツにこのヨーグルトを薄く塗り広げてください。最初は夜行い、続いて翌朝に取り替え、3日間続けます。このヨーグルトミックスは、カンジダ菌を退治する力となり、患部を冷やしてかゆみを抑えます（パートナーも行ってください）。

注意：このヨーグルトを、タンポンにつけたり、直接膣に塗ったりしないでください。粘膜を刺激します。

ハーブの豆知識
ティートリー オーストラリアの先住民アボリジニーがこの葉を摘んでお茶にし、様々な疾患の治療に役立てていたことから、この名がつきました。1770年に、キャプテン・クックがボタニー湾からこの大陸に上陸したとき、乗組員がティートリーを発見し、その粘り気のある葉を使ってスパイシーな飲み物を作りました。ティートリーは、消毒薬のような強い香りがします。

アロマセラピーで治す

ウイルス後症候群

症状と原因
ウイルス性の病気をしたあと、感染症に対する抵抗力が落ちるために起きてくる様々な症状を指します。主に疲労や痛みがあります。原因は、ストレス、過労、精神疲労が考えられます。

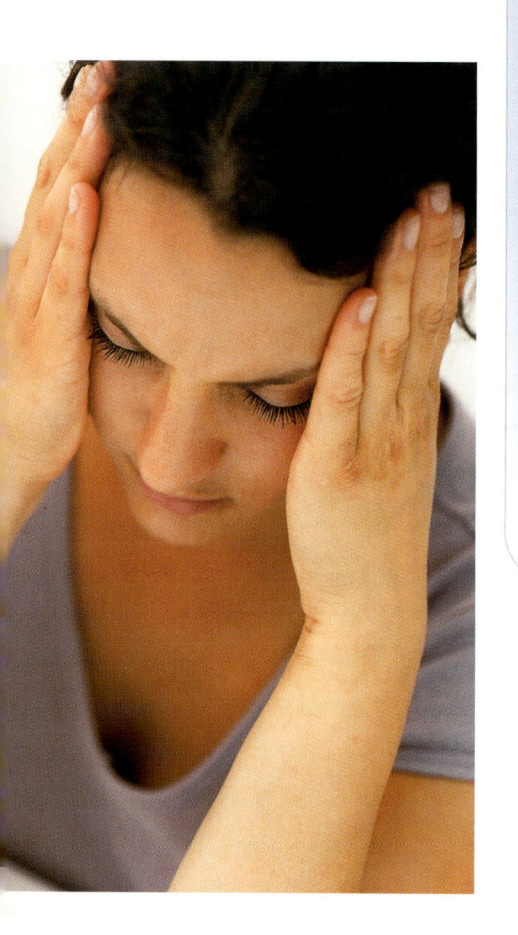

ハーブの豆知識
エレミ 熱帯性の高木。原産地のフィリピンでは、エレミの樹脂をスキンケアや呼吸器系の不調に利用しています。古代エジプトで、遺体の防腐処理に使われていた植物のひとつでもあります。

❋

スパイクラベンダー 植物学者ニコラス・カルペッパー(1616-54)が、薬草学の古典'Herbal'で取り上げているハーブです。『風邪、卒中、てんかん、水腫、こむら返り、けいれん、しびれ、めまいにともなう頭痛』をはじめ、幅広い不調に効果を上げます。

❋

パルマローザ ローズと香りが似ているため、ローズの精油の混ぜ物として利用されていることがよくあります。

おすすめの精油
エレミ 抵抗力をつけ、身体を丈夫にします。精神面では、心を高揚させ、楽しい気分にします。

スパイクラベンダー 免疫力を高め、ウイルスを撃退し、心を静めてくれます。

パルマローザ 身体を冷やします。心を静めながらも、高揚させる作用があります。

相乗作用のあるブレンド
*エレミ　1滴
*スパイクラベンダー　3滴
*パルマローザ　2滴

マッサージ用キャリアオイル
*サンフラワーオイル　15ml

使い方
*全身マッサージ
*入浴
*吸入
*拡散

他の効果的な精油
ユーカリ（ユーカリ・グロブルス、ユーカリ・スミシー）、イモーテル、ラベンダー、ティートリー

咳と風邪

症状と原因
風邪は、様々な感染性のウイルスが原因で、喉の痛み、鼻水、鼻づまり、頭痛、咳、身体のだるさといった症状が出ます。風邪を引く原因のひとつに、過労やストレスによる免疫力の低下があります。

おすすめの精油
ベンゾイン 呼吸器系の不調によく効くことで知られています。肺を強壮し、咳、風邪、喉の痛みに効果を上げます。温める作用があり、自信を与え、疲れた心を癒します。

ペパーミント 冷却作用によって、疲労をやわらげます。熱いときは冷やし、冷たいときは温めるというWの作用があるため、痰や鼻水、熱を抑え、発汗を促します。副鼻腔のうっ血を解消し、その鎮痛作用によって、頭痛がやわらぎます。

ラバンサラ 鎮静作用のある精油で、免疫系を強化し、感染症への抵抗力をつけ、咳を鎮めます。

相乗作用のあるブレンド
* ベンゾイン　1滴
* ペパーミント　2滴
* ラバンサラ　3滴

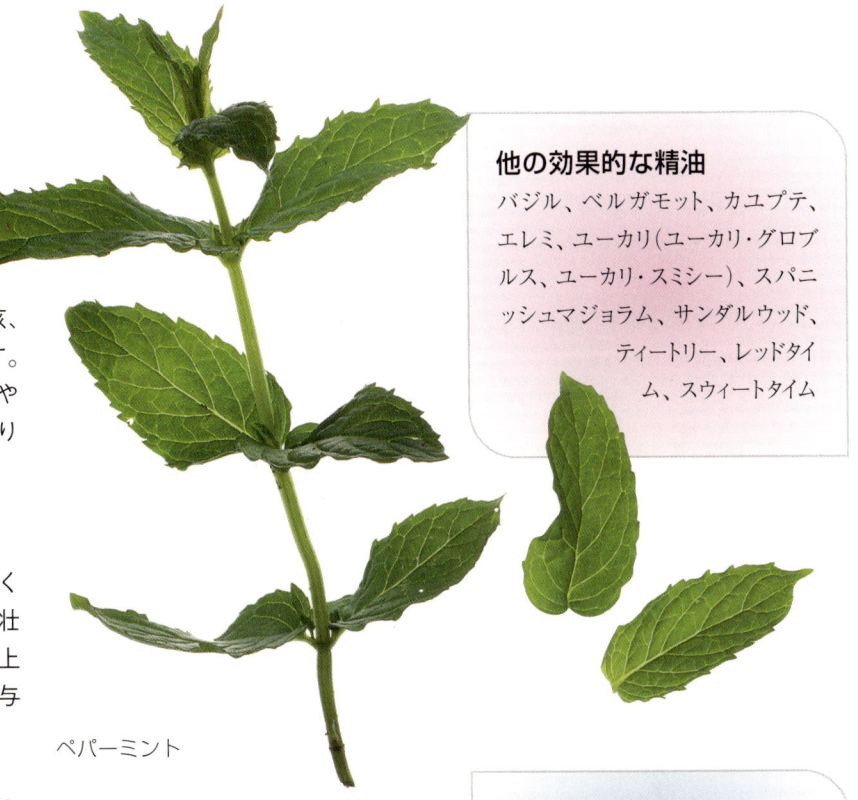

ペパーミント

マッサージ用キャリアオイル
* グレープシードオイル　15ml

使い方
* フェイシャルマッサージ（手順はP.59の『副鼻腔炎』を参照）
* 蒸気吸入
* 乾燥吸入（ティッシュにブレンドした精油を2滴たらして吸い込む）

注意：精油はたいへん強力なので、乳幼児の皮膚に原液をつけないでください。また、乳幼児が吸入を行うと、発作を起こすことがあります。

他の効果的な精油
バジル、ベルガモット、カユプテ、エレミ、ユーカリ（ユーカリ・グロブルス、ユーカリ・スミシー）、スパニッシュマジョラム、サンダルウッド、ティートリー、レッドタイム、スウィートタイム

ハーブの豆知識
ベンゾイン 何千年も前から、東洋ではお香として使われてきました。お香からくゆる煙は、悪霊を追い払うものと信じられていました。西洋では「フライヤーズ・バルサム」と呼ばれる複合安息香チンキの形でもっともよく知られており、呼吸器系の不調をやわらげる目的で、マッサージに使われます。

アロマセラピーで治す

婦人科系

　子どもを産むにしろ、産まないにしろ、女性の身体は、妊娠機能を備えた複雑な構造です。月経のある日は、女性の一生のうち、およそ6年分に当たりますから、生理痛や月経前症候群を軽視することはできません。また、妊娠可能な時期が終わりかけた頃、今度は、更年期の諸症状が現れてきます。

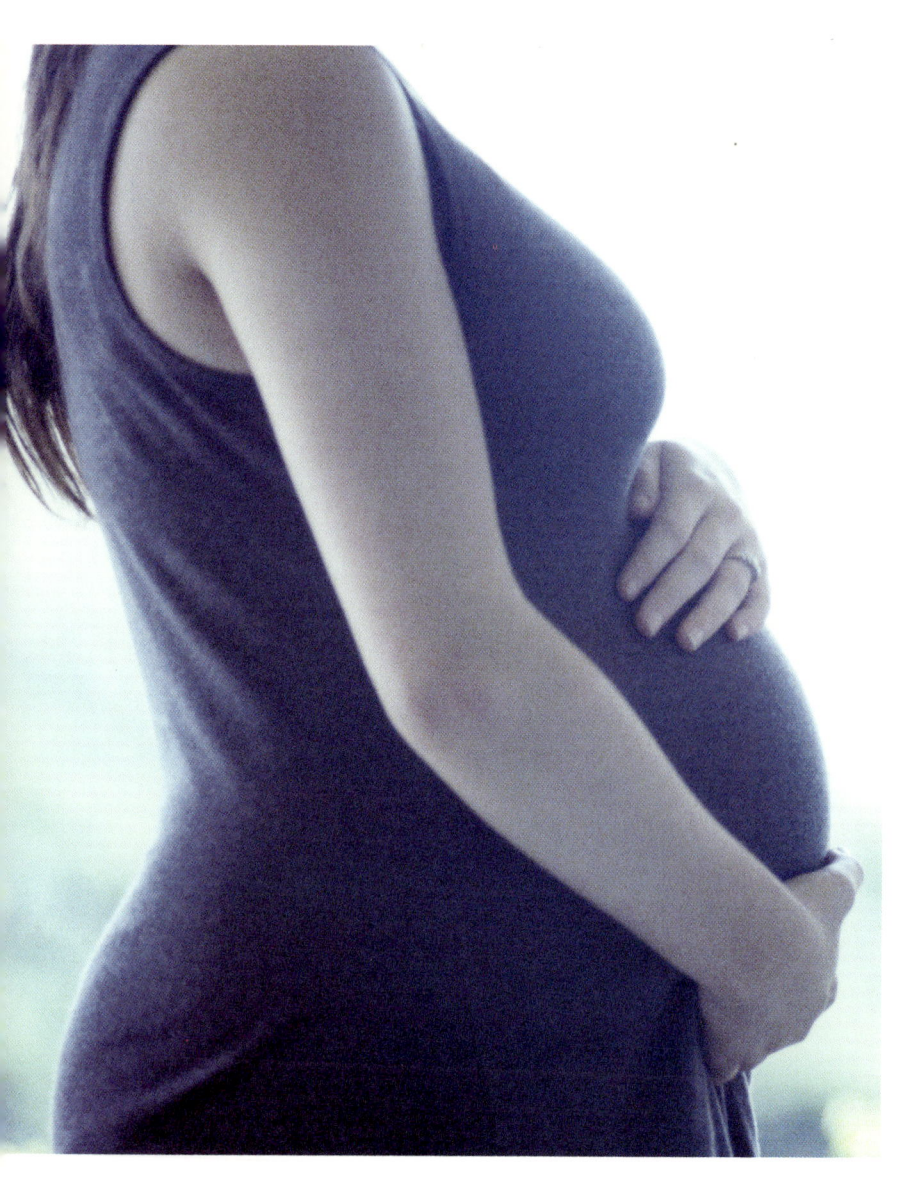

女性ホルモンと精油

　2種類のもっとも重要な女性ホルモン、それはエストロゲン（卵胞ホルモン）とプロゲステロン（黄体ホルモン）です。エストロゲンは、女性の生殖器の発達と維持を司り、身体つきを女性らしくし、月経をもたらします。プロゲステロンは、妊娠に備えて毎月、子宮内膜を準備します。

　精油にはホルモンに似た性質のあることが証明されています。アネトールは、フェンネルやアニスの精油に含まれる化学成分ですが、この2種類の精油には、エストロゲンに似た性質があります。ただし、エストロゲンに比べれば、その作用ははるかに弱いものでしかありません。柑橘系果物に含まれている化学成分シトラールは、エストロゲンに似た作用が若干あるようですが、この事実を確認するためには、まだ時間がかかりそうです。

ホルモンに似た
はたらきをする精油
次の植物は、ホルモンに近いはたらきをします：フェンネル、レモングラス、メイチャン、真正メリッサ

注意：フェンネルの精油にはエストロゲン様作用があるため、エストロゲンの影響を受けるガン（乳ガンなど）や子宮内膜症、妊娠中、授乳期は、使用すべきではありません。

アロマセラピーで治す

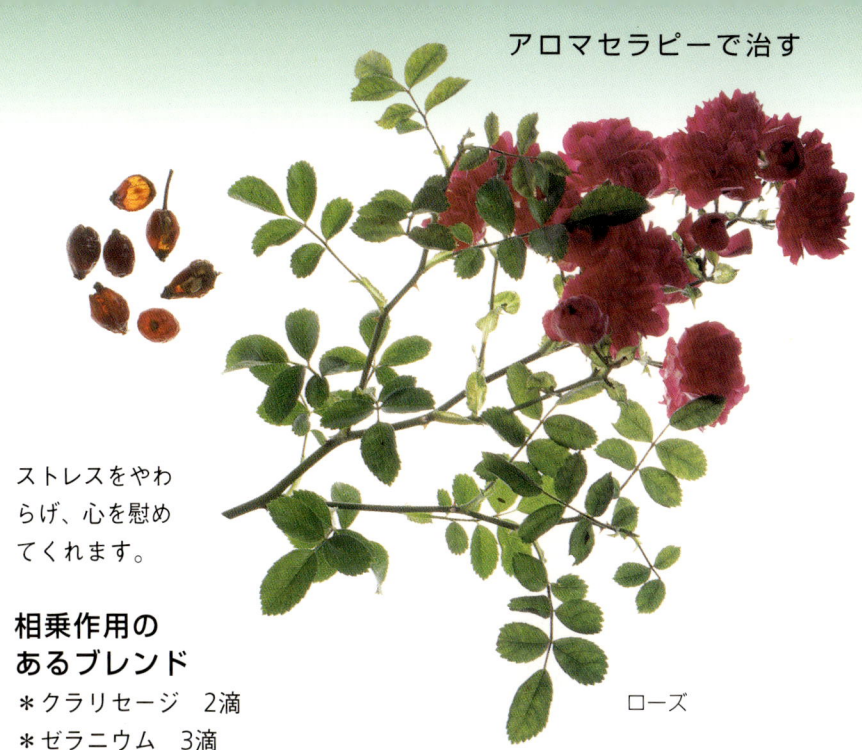

月経前症候群（PMS）

症状と原因
月経が始まる1〜2週間前から様々な心身の症状が出始めます。精神面での症状には、イライラ、緊張感、気分の落ち込み、疲労、食欲の亢進があり、肉体面での症状には、胸の痛み、むくみ、頭痛、腰痛、下腹部の痛みがあります。月経周期の関係でこの時期ホルモンの量に変化が起こるのが原因と一般的に言われていますが、偏った食生活、ストレス、過労も一因と考えられます。

おすすめの精油
クラリセージ　子宮の強壮作用にすぐれ、月経を規則正しくし、下腹部の痛みをやわらげます。概して過剰な発汗を抑える作用があり、幸福感をもたらすため、落ち込んだ気分を明るくし、緊張と不安をやわらげます。

ゼラニウム　ホルモンバランスを司る副腎皮質を活性化します。月経前の気分の落ち込み、月経過小、月経過多に効果があり、利尿作用があるため、胸の炎症やうっ血をやわらげます。

ローズオットー　子宮を強壮し、鎮め、そのはたらきを規則正しく整えます。心を温めて高揚させるため、ストレスをやわらげ、心を慰めてくれます。

相乗作用のあるブレンド
＊クラリセージ　2滴
＊ゼラニウム　3滴
＊ローズオットー　1滴

マッサージ用キャリアオイル
＊サンフラワーオイル　15㎖
＊イブニングプリムローズオイル　15滴

使い方
＊定期的な全身マッサージ
＊月経の始まる1週間前、または症状が出始めたら、腹部を毎日マッサージする。
＊入浴
＊香水

他の効果的な精油
カモミール（ローマン、ジャーマン）、サイプレス、フランキンセンス、グレープフルーツ、ジュニパーベリー、ラベンダー、ネロリ、サンダルウッド、ベチベール、イランイラン

ローズ

ハーブの豆知識
クラリセージ　学名の'Salvia sclarea'は、「透明な」「助けになる」「癒す」という意味のラテン語に由来します。

※

ゼラニウム　南アフリカ原産ですが、世界各地で栽培されています。精油を生成するゼラニウムは数種ありますが、繊細な香りをもち、最高のゼラニウムとアロマセラピストが評価している種のひとつが、'Pelargonium graveolens'です。

※

ローズ　古代ローマの人々は、ローマ神話の花の女神であるフローラの祭りで、バラの花びらをまきました。バラは、ギリシア神話の愛の女神アフロディーテの象徴でもあります。

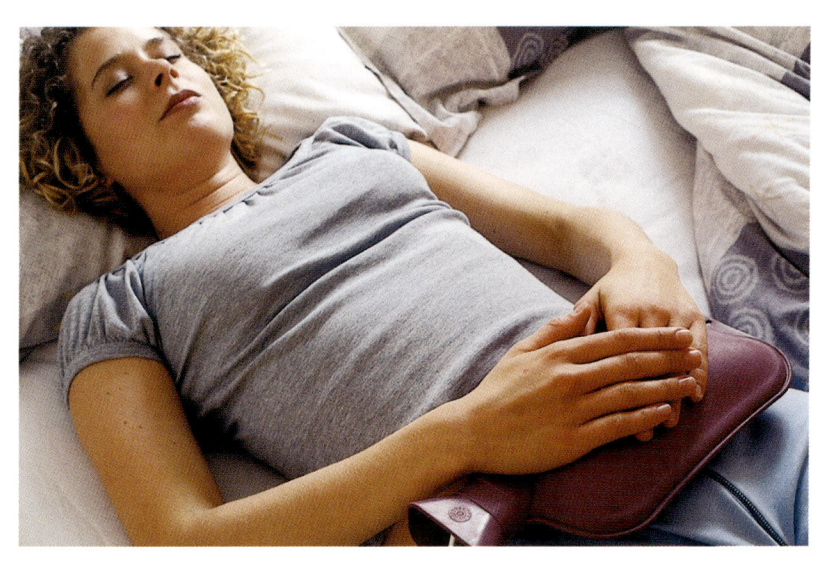

アロマセラピーで治す

生理痛

症状と原因

月経困難症とも呼ばれ、月経時のホルモンの変化がもたらす症状のひとつです。生理痛の特徴は収縮するような痛みや下腹部の不快感が断続的に起こることです。腰に鈍い痛みが起きる場合もあります。痛みが激しいときは、婦人科系疾患の前兆と考えられますので、専門家の診断が必要です。

おすすめの精油

ローマンカモミール 月経周期を整え、生理痛をやわらげます。

クラリセージ 子宮強壮効果にすぐれ、特に子宮の不調に有効です。筋肉を弛緩させる作用があるので、腰の部分の収縮するような痛みを楽にします。

ジャスミン 子宮の収縮をやわらげ、生理痛を楽にします。

相乗作用のあるブレンド
*ローマンカモミール　3滴
*クラリセージ　2滴
*ジャスミン　1滴

マッサージ用キャリアオイル
*サンフラワーオイル　10㎖

使い方
*月経が始まる前の2日間、全身マッサージを行う。
*温湿布
*入浴
*月経の期間中、相乗作用のあるブレンドをキャリアオイルで希釈して、腹部をやさしくマッサージしてから、お腹に湯たんぽを当てる。湯たんぽによって、精油がより速く皮膚に浸透するため、筋肉が弛緩し、痛みがやわらぐ。

ハーブの豆知識

カモミール 古代エジプト人は、この植物を神聖な薬草とみなし、神に捧げました。

✻

クラリセージ 中世では、消化器の不調や、腎臓病、月経中の諸症状の緩和に利用されていました。

✻

ジャスミン 利用価値の高い精油で、民間伝承では、子宮を温める作用があると考えられてきました。陣痛や出産に利用され、月経中の諸症状のケアにも使われます。

他の効果的な精油
サイプレス、フランキンセンス、ジュニパーベリー、ラベンダー、スウィートマジョラム、真正メリッサ、ローズオットー

更年期

症状と原因

　女性が更年期に入ると、肉体面、心理面に変化が起きてきます。これは、卵子を生み出す卵巣機能がじょじょに衰えるに連れ、卵巣が生成するエストロゲン量が減少するためです。'menopause' とは、文字どおり月経の終わりを意味しますが、一般的には、月経が止まる前後も含めた、女性の身体的変化が起きる期間を指す言葉です（いつ月経が終わったかは、後になってからでないとわかりません）。

　更年期の症状を、早い人は30代で経験しますが、通常は40〜50代が影響を受けます。症状には、のぼせや寝汗、膣の乾燥、睡眠障害、記憶力の低下、涙もろくなる、不安、ストレス、性欲の減退などがあります。症状が激しい場合は、ストレスや偏った食生活が関係しているかもしれません。

他の効果的な精油
ローマンカモミール、クラリセージ、フランキンセンス、ゼラニウム、ラベンダー、真正メリッサ、ネロリ、ローズオットー、サンダルウッド、イランイラン

おすすめの精油

ベルガモット　鎮静しながらも高揚させるという特徴があるため、不安、うつ、ストレスにすぐれた効き目があります。子宮を浄化し、強壮します。

サイプレス　過剰な発汗、むくみ、月経過多にすぐれた効果があります。心を穏やかにする作用があり、怒りと欲求不満を静めます。

フェンネル　身体の浄化作用にすぐれており、エストロゲンに似たはたらきをして腺を活性化します。月経不順、月経前緊張、性的な反応の低下といった更年期の諸症状に役立ちます。

相乗作用のあるブレンド
* ベルガモット　2滴
* サイプレス　2滴
* フェンネル　2滴

マッサージ用キャリアオイル
* サンフラワーオイル　15ml
* ボリジオイル　10滴

使い方
* 定期的な全身マッサージ
* 入浴
* 香水

ハーブの豆知識
サイプレス　常緑樹を使った精油特有の、さわやかで清潔感のある松葉の香りがします。

フェンネル　古代から、勇気と体力を与えるハーブとして利用されてきました。甘く、アニシードに似た香りがあります。エストロゲンに似たはたらきをし、肥満やむくみといった問題に役立ちます。

アロマセラピーで治す

アロマセラピーで治す

骨と筋肉

骨格とは檻のようなもので、弾性があって強く、直立の姿勢で歩けるのも骨のおかげであり、生命維持に関わる器官を守る役目も果たしています。筋肉には特殊な細胞の束があります。脳から神経へ伝えられたメッセージによって、この細胞が収縮したり弛緩したりして、骨格の動きを作り出します。

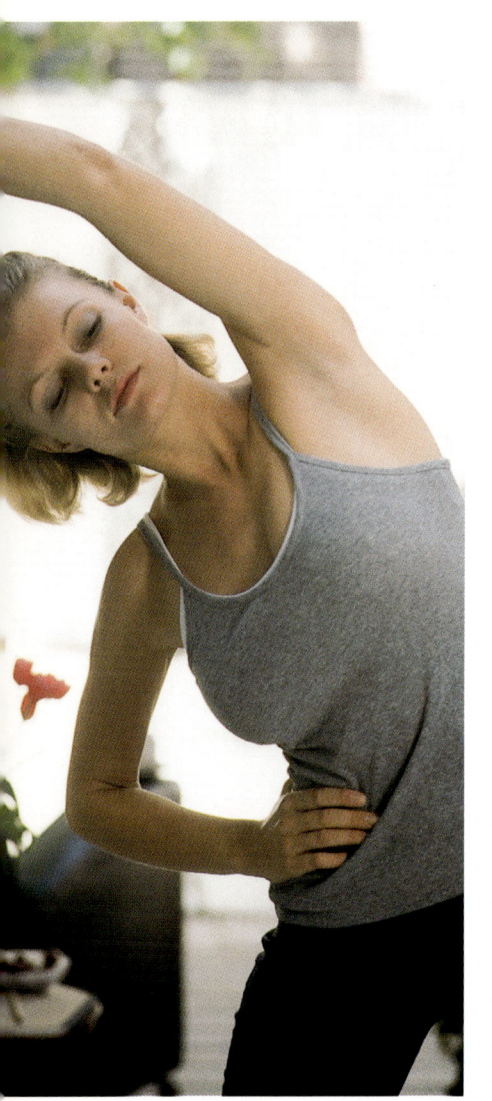

いましょう。具体的には、次のような方法を組み合わせるとよいでしょう。：ミネラル塩を使った入浴、アロマセラピー・マッサージ、湿布、軽いストレッチ、深呼吸、くつろぎを促す運動。

筋肉

　骨組みを覆っているのが筋肉です。筋肉は体重の50%を占めており、その機能は、身体を動かすことです。筋肉には随意筋と不随意筋という2つのタイプがあります。歩いたり、文字を書いたりするときに使う筋肉である随意筋は意識的に使うことができます。一方、不随意筋は心臓、呼吸器、消化器などの動きに関連する筋肉ですので、意識的に動かすことはできません。

　すべての筋肉は、対応する筋肉とペアではたらきます。ある筋肉線維のグループが収縮すると、もう一方の筋肉のグループが弛緩するため身体が動くのです。筋肉の動きは、二酸化炭素や乳酸といった老廃物を生み出します。この老廃物は、筋肉に流れ込んだ血液に取り込まれ、最終的には尿、皮膚、肺から排出されます。

　過労や疲労状態にあると、筋肉が粘り気を帯びうっ血します。アロマセラピーは、筋組織から老廃物を除去し、血中の酸とアルカリのバランスを整えることによって、筋肉の調子を整えます。ストレスを軽減し、身体の柔軟性を増す筋肉のケアを行

骨

　人間の身体は、206個の骨による強固な骨組みでできあがっています。骨は、骨芽細胞と呼ばれる特殊な細胞から成り立っている生きた組織です。その組織は、密度に違いがあり、骨の表面に近い細胞ほど凝縮されています。多くの骨は、骨髄を含む空洞部分があります。骨髄は、造血細胞の源であり、脂肪の貯蔵所でもあります。骨の機能は以下のとおりです。

* 身体を支え、身体の形を作る。
* 動作を可能にする。
* 繊細な器官を保護する。
* 赤色の骨髄で、造血細胞を生成する。
* 身体の動きに欠かせない関節を形成する。
* 筋肉をつなぎ留める。そのため、身体を様々な方向に動かすことができる。
* カルシウム塩とリンを貯蔵する。

アロマセラピーで治す

関節炎とリウマチ

症状と原因

関節炎とリウマチには多くの種類があり、滑液嚢炎、痛風、坐骨神経痛、変形性関節炎、リウマチ性関節炎もその中に含まれます。変形性関節炎は、加齢による関節の自然な摩耗が原因ですが、リウマチ性関節炎は、関節の破壊につながる攻撃的な疾患です。どのタイプも、関節が痛んで動かしづらくなり、定期的に関節が腫れます。関節に痛みが出る原因(あらゆるタイプに共通のもの)として、遺伝的要因、慢性的なうつ感情、加齢にともなう摩擦、食物アレルギー、けが、筋肉や関節の使いすぎが挙げられます。

おすすめの精油

セロリシード 非常に強力な利尿作用があるため、関節部にたまった乳酸を溶かし出し、体内の毒素を排出して、血液を清浄にします。精神面への影響は、希望を与えることです。

フランキンセンス 長引くうつ状態に効果があり、過去に経験した怒りや心の傷から解放する手助けをしてくれます。フランキンセンスは、過去や現在の問題に対処しようとしている人を助ける「許しの精油」です。身体をくつろがせる作用もあります。

ワンポイント
イブニングプリムローズオイルまたはボリジオイルの500mgカプセルを、1日に3粒飲みましょう。

ジュニパーベリー 乳酸を除去し、むくみを取る作用があり、関節を動かすときのこわばりや痛みを楽にします。

相乗作用のあるブレンド
* セロリシード　2滴
* フランキンセンス　1滴
* ジュニパーベリー　3滴

マッサージ用キャリアオイル
* サンフラワーオイル　15ml
* ハイペリカムオイル　15滴
* ニームシードオイル　3滴

ハーブの豆知識
セロリシード 昔から、胆嚢や腎臓の疾患、消化器の不調、女性の月経に関するトラブルに幅広く利用されてきました。英国で、ハーブ薬の調剤・使用基準書として用いられている'British Herbal Pharmacopoeia'には、リウマチ性関節炎とうつ病の特効薬として記載されています。

セロリの葉と種

使い方
* 定期的な全身マッサージ
* 痛みのある関節の上部を軽くマッサージする(関節を直接マッサージしないでください)。
* バスソルトを入れての入浴
* 湿布

注意:炎症を起こしていたり、腫れている関節をマッサージしないでください。腫れが引いているときに、患部周辺をやさしくマッサージします。

他の効果的な精油
カユプテ、ローマンカモミール、シダーウッド(アトラス、バージニア)、サイプレス、ユーカリ(ユーカリ・グロブルス)、ジンジャー、ラベンダー、レモン、スパニッシュマジョラム、スウィートマジョラム、ニアウリ、ローズマリー、スウィートタイム

筋肉痛

症状と原因

病院にかかる、もっとも多い理由のひとつが筋肉痛です。その原因は、筋肉を無理に引き伸ばしたり、悪い姿勢を続けたり同じ動作の繰り返しといったものから、激しい運動によるものまで様々です。負ったばかりのけがを原因とするものなら、その痛みは激しいはずです。昔のけがや筋肉の緊張による場合は、痛みは鈍いのが普通です。筋肉のこりやすいけいれんが、関節にも起こることがあります。

ローズマリー

ハーブの豆知識

ペパーミント 中国と日本で、古代から栽培されてきた植物です。エジプトでは、紀元前1000年ごろの墓でペパーミントが見つかっています。

✻

ローズマリー 多くの文化で神聖なものとして扱われてきた植物で、思い出と忠誠を象徴します。ギリシアでは、医術、音楽、詩、予言の神であるアポロに捧げられました。中世では、ローズマリーの小枝やローズマリーで編んだ冠を、幸運を呼ぶために身につけていました。

おすすめの精油

ブラックペッパー 血行を促します。その浄化作用によって、骨格筋を整えますので、筋肉痛、疲れて痛みのある四肢、筋肉のこりに効果を上げます。激しい動きやスポーツの前に使ってください。

ペパーミント 疲れた筋肉を温めたり、冷やしたりする作用があります。四肢のしびれを楽にします。

ローズマリー 刺激を与え、痛みをやわらげます。乳酸を溶かす助けをするので、酷使した筋肉が楽になります。

他の効果的な精油

アンゼリカ、バジル、ベルガモット、カユプテ、クローブ、コリアンダー、ユーカリ(ユーカリ・グロブルス)、フェンネル、ジンジャー、ジュニパーベリー、スウィートマジョラム、スパニッシュマジョラム、ラベンダー(東欧産のもの)、スウィートタイム

相乗作用のあるブレンド
* ブラックペッパー　2滴
* ペパーミント　2滴
* ローズマリー　2滴

マッサージ用キャリアオイル
* サンフラワーオイル　15㎖
* ハイペリカムオイル　15滴
* ニームシードオイル　3滴

使い方
* 定期的な全身マッサージ
* 痛みのある関節の上部を軽くマッサージする(関節を直接マッサージしないこと)。
* バスソルトを入れての入浴
* 湿布

注意：炎症を起こしていたり、腫れている関節をマッサージしないでください。代わりに、冷湿布を当てましょう。

背中の痛み

症状と原因

背中が痛くなる原因は多くあります。ある一部分の不快感でも、鈍い痛みから刺すような痛みまで幅広いタイプがあります。背中の一部だけが痛むもの、脚などの他の部分まで痛みが広がるものもあります。身体を動かすと痛みが増す場合もあれば、調子がよくなる場合もあります。筋肉のつれも多い症状です。これは、何らかの動作をしようとしたとき、例えば前にかがむ、寝返りを打つ、車に乗り込んだり降りようとしたときに、激しく鋭い痛みを感じるものです。

背中の底部を横切るような鈍い痛みは、腰痛と呼ばれます。これにははっきりとした原因がありませんが、もっとも多いと思われる要因は節と線維の構造で、これらが最寄りの神経を刺激するために痛みが出ます。もし痛みが脚に広がり、ひざの裏側まで痛むときは坐骨神経痛と考えられます。これは脊椎骨が不整合なために、神経の通り道をふさいでしまうことが原因です。

おすすめの精油

ベイ 神経終末の痛みをやわらげ、筋肉に冷えた部分があると、その部分を温める作用があります。

クローブ 鎮痛作用があり、神経終末の道筋に影響を与えて、局部的な痛みをやわらげます。

レモン 循環器へのすばらしい強壮作用があり、老廃物を排出します。神経痛にたいへん効果があります。

相乗作用のあるブレンド

* ベイ　2滴
* クローブ　1滴
* レモン　2滴

マッサージ用キャリアオイル

* サンフラワーオイル　15㎖
* ハイペリカムオイル　15㎖

使い方

* 定期的な全身マッサージ
* 痛みのある一帯を軽くマッサージする。
* バスソルトを入れての入浴
* 湿布

他の効果的な精油

カユプテ、ローマンカモミール、ユーカリ(ユーカリ・グロブルス)、ジンジャー、ラバンジン、ラベンダー、スウィートマジョラム、ペパーミント、ローズマリー

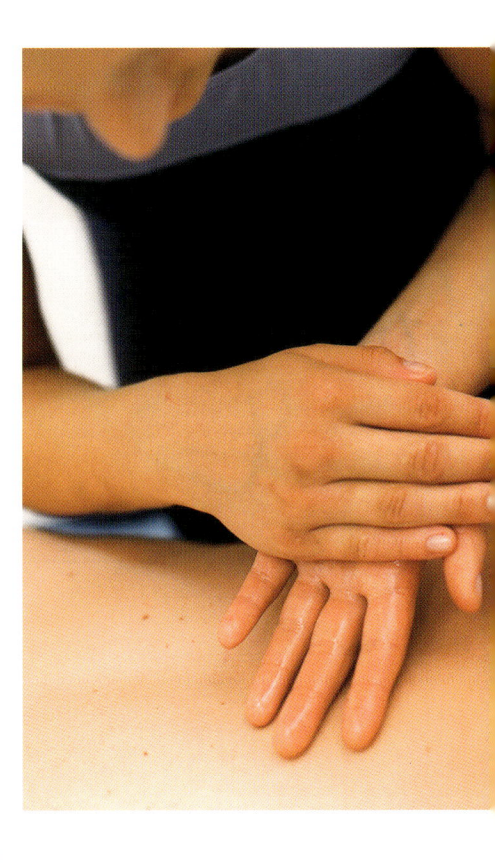

ワンポイント

腰が痛むときは、親指を円を描くように動かしながら、背中の下部からお尻にかけて深く圧迫します。このようにすると、腰の筋肉の血行がよくなり、張ったり、固くなった部分が楽になります。この動きは、筋線維のうっ血を解消し、むくみを取り、腰の痛みをやわらげます。

アロマセラピーで治す

スキンケア

身体を覆う皮膚（皮膚の構造はP.17を参照）は繊細な器官であり、生命維持に関わる器官と同様、食事、ライフスタイル、精神状態に反応します。ストレスにさらされた状態だと、皮膚は乾燥し、こわばります。また、精神的に厳しい状態にあるとき、例えば肉親の死に遭った場合などは、水分をすっかり失ってしまうこともあります。ホルモンの変化によって、ニキビや吹き出物ができることもあります。喫煙や環境汚染も皮膚の老化を進め、肌がくすんだり、しわができる原因となります。

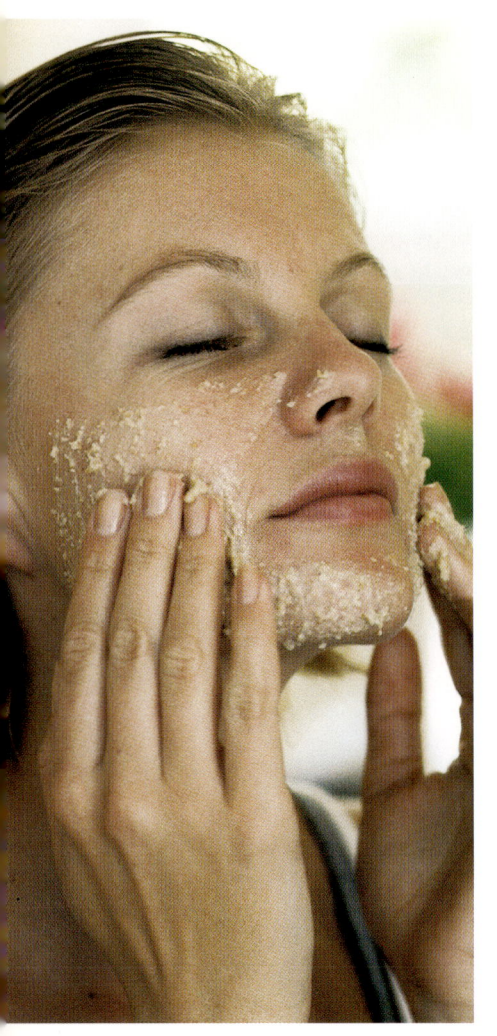

アロマセラピーをエクスフォリエーション（皮膚表面の老廃物を人工的に取り去るケア）やスキンブラッシングと組み合わせると、皮膚に元気を与え、外見を若々しく保つのに役立ちます。こういったお手入れを定期的に行うと、皮膚をすみずみまで清浄にし、失った栄養と水分を補うことができます。

毎日のケア

次のお手入れは、あらゆるタイプの肌に合います。

＊1日2回、洗浄力が穏やかでpHバランスのよい洗顔せっけんで顔を洗います。洗顔は、皮膚の酸性膜のバランスを取るのに役立ちます。酸性膜は、汗と皮脂とが混ざり合ったもので、皮膚を感染から守るはたらきをします。

＊洗顔後、純粋なフローラルウォーターで肌を整えます。脂性肌にはカモミールを、敏感肌にはローズを、調子の悪い肌にはラベンダーを使います。

植物を蒸留して作ったフローラルウォーターは、皮膚をすっきりとリフレッシュし、元気を与えてくれます。

＊モイスチャライザーとして、ビーズワックス、ココナッツオイル、精油を組み合わせて使います。またはアプリコットカーネル、ピーチカーネル、ホホバ（P.124-5のキャリアオイルのリストを参照）といったべとつきのない植物オイルを使ってください。鉱物油は毛穴を詰まらせ、ニキビや吹き出物の原因になりますので、使わないでください。

スチームクレンジング

週に1度、顔のディープクレンジングを行いましょう。ニキビや吹き出物ができやすい脂性肌の人には特におすすめします。香りのよいフェイシャルサウナや、タオルを使った簡単スチームには、次のような効果があります。

＊毛穴を開き、毛穴のより深くにある汚れや皮脂を取り除くことができます。

＊老化した表皮の細胞を軟化させるので、洗顔時に老化した細胞がはがれやすくなります。

＊汗腺からの毒素の排出が促進されます。

＊顔に流れ込む血液量を増やすため、組織に栄養が行き渡ります。皮膚をやわらかくし、健康的なつやが出ます。

フェイシャルサウナ

精油を使ったスチームを週に1度肌に当てましょう。ボウルにお湯を注ぎ、頭からタオルをかけて蒸気を逃さないようにするか、市販の美顔用スチーマーを使ってください。スチームを当てた後は、必ず冷水をはたきつけて肌を整え、リフレッシュさせましょう。

タオルを使った簡易スチーマー

お湯を注いだボウルに相乗作用のある精油のブレンドを加え、タオルを浸してしっかり絞ります。タオルを顔にかけて2分ほどくつろいでください。必要に応じて繰り返します。最後に必ず顔を洗い、肌を整えます。

注意：喘息の人はスチームを使ったケアは行わないでください。蒸気によって発作を起こすことがあります。

クレイ・フェイスパック

パックは、あらゆるタイプの肌に効果があります。表皮に栄養と刺激を与え、老化した細胞や汚れを取り除きます。他の利点としては、炎症を鎮め、しわを防いでくれます。肌のタイプを問わず、パックには顔色をよくし、肌の調子を整える効果があります。

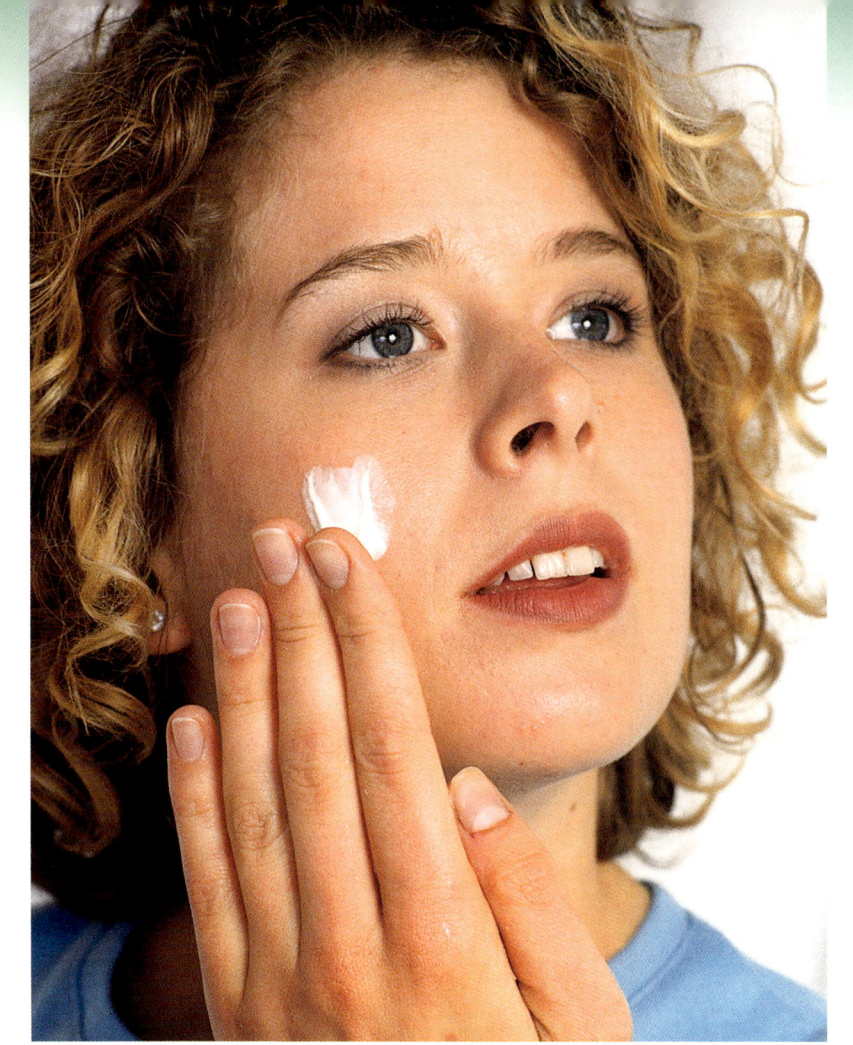

クレイ（粘土）は、長年、大地に生育している植物やミネラル分を吸収してきた自然の産物です。クレイの種類には、赤、黄、緑、白、黒、茶がありますが、これらのうち数種類はかなり肌を乾燥させてしまいます。もっともおすすめなのは、あらゆる肌の状態に使える、緑色のグリーンクレイです。グリーンクレイは、ニキビのケアや、炎症を起こした肌にも利用できますし、成熟肌にも充分やさしい素材です。また、混合肌のバランスを取り、脂性肌の調子を整え、乾燥肌を生き生きさせます。グリーンクレイのもつ殺菌作用は皮膚をソフトにし、絹のようになめらかな感触の肌へと導きます。クレイの刺激作用は、リンパ液の流れと血行を促すため、酸素による老廃物の除去がスピードアップされます。グリーンクレイには、カルシウム、マグネシウム、カリウム、ソジウムが豊富に含まれています。

まず相乗作用のある精油のブレンドを行います。そして、粉末のグリーンクレイ小さじ1杯にフローラルウォーター小さじ1杯を混ぜ、先ほどのブレンドから1滴を加えます。このクレイミックスを、デリケートな目の回りを避けて洗顔後の肌につけ、10分間おきます。先にぬるま湯で、次に水で洗い流します。

ラベンダー

混合肌

特徴
あご、鼻、額の「Tゾーン」は脂っぽく、目の回り、ほお、首は乾燥しています。

おすすめの精油
ゼラニウム　皮脂のバランスを取るため、あらゆる肌質に有効です。皮脂とは、皮脂腺から分泌され、皮膚をしなやかにする脂性の分泌物です。

ラベンダー　新しい細胞の成長を促し、皮脂のバランスを取る作用があるため、あらゆる皮膚の状態に効果があります。

イランイラン　用途の広い精油で、皮脂バランスを取る作用があります。脂性肌にも乾燥肌にも使えます。

相乗作用のあるブレンド
＊ゼラニウム　1滴
＊ラベンダー　2滴
＊イランイラン　1滴

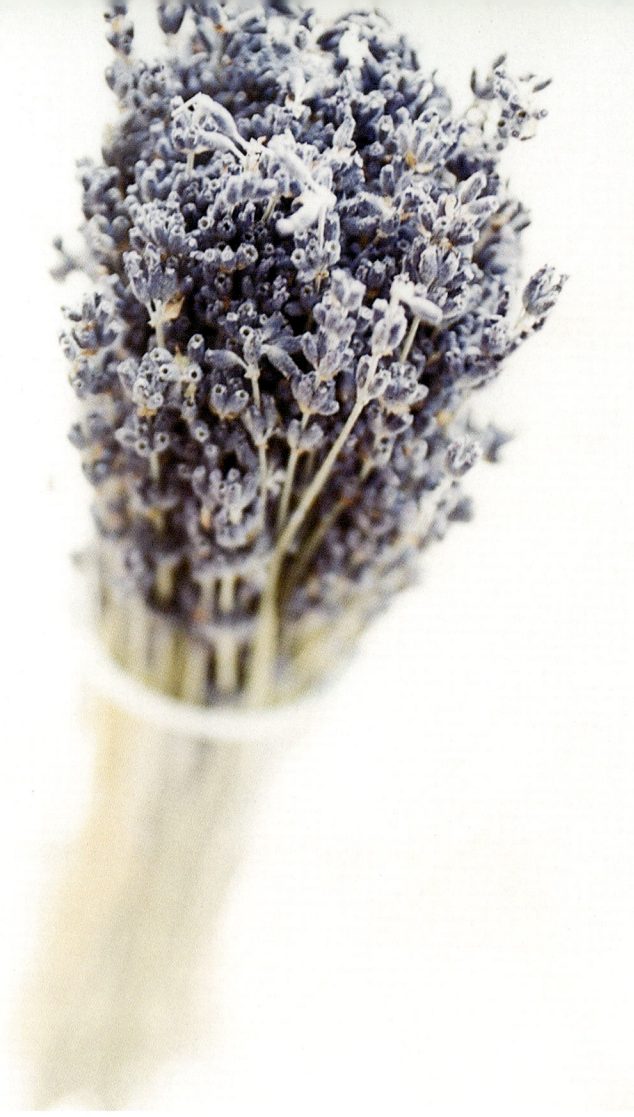

フェイシャルケア用キャリアオイル
＊アプリコットカーネル、またはピーチカーネルオイル　20㎖
＊ホホバオイル　15滴
＊カメリアオイル　5滴

使い方
＊スチームを使ったケア
＊週に1度のクレイパック

他の効果的な精油
アンゼリカ、ジャーマンカモミール、フランキンセンス、ジャスミン、パルマローザ

ワンポイント
小さめのボウルにお湯を注ぎ、重曹を小さじすり切り1杯と、相乗作用のある精油ブレンドを2滴加えます。このお湯に脱脂綿をひたし、Tゾーンに当てます。このようにすると、Tゾーンの脂っぽさが取れるだけでなく、乾燥している他の部分には影響を与えません。

アロマセラピーで治す

成熟肌

特徴
皮膚が老化するに連れ、弾力が失われ、しわが出始めます。精油は、皮膚の若々しさを保ち、成熟した肌を若返らせる高い効果があります。特定の精油には、新しい皮膚細胞の再生を促す作用があるからです。

おすすめの精油
キャロットシード 赤血球を強化し、皮膚を整え、弾力を与える作用があるため、顔色がよくなります。外見を若々しくし、皮膚の赤黒いしみを取り除く作用があると言われています。

フランキンセンス 老化した肌に張りをもたせ、細胞の若返りをはかります。

ガルバナム 成熟肌をソフトにします。

相乗作用のあるブレンド
* キャロットシード　1滴
* フランキンセンス　1滴
* ガルバナム　1滴

フェイシャルケア用キャリアオイル
* アプリコットカーネル、またはピーチカーネルオイル　20㎖
* キャロットオイル　15滴
* ローズヒップオイル　5滴

使い方
* スチームを使ったケア
* 週に1度のクレイパック

成熟肌向けのクレイパック
* グリーンクレイ　5g
* アプリコットカーネル、またはピーチカーネルオイル　5滴
* キャロットオイル　2滴
* ローズヒップオイル　1滴
* 相乗作用のある精油ブレンド　1滴

他の効果的な精油
ローズオットー、サンダルウッド

他の効果的なキャリアオイル
アボカド、ボリジ、カメリア、マカダミア

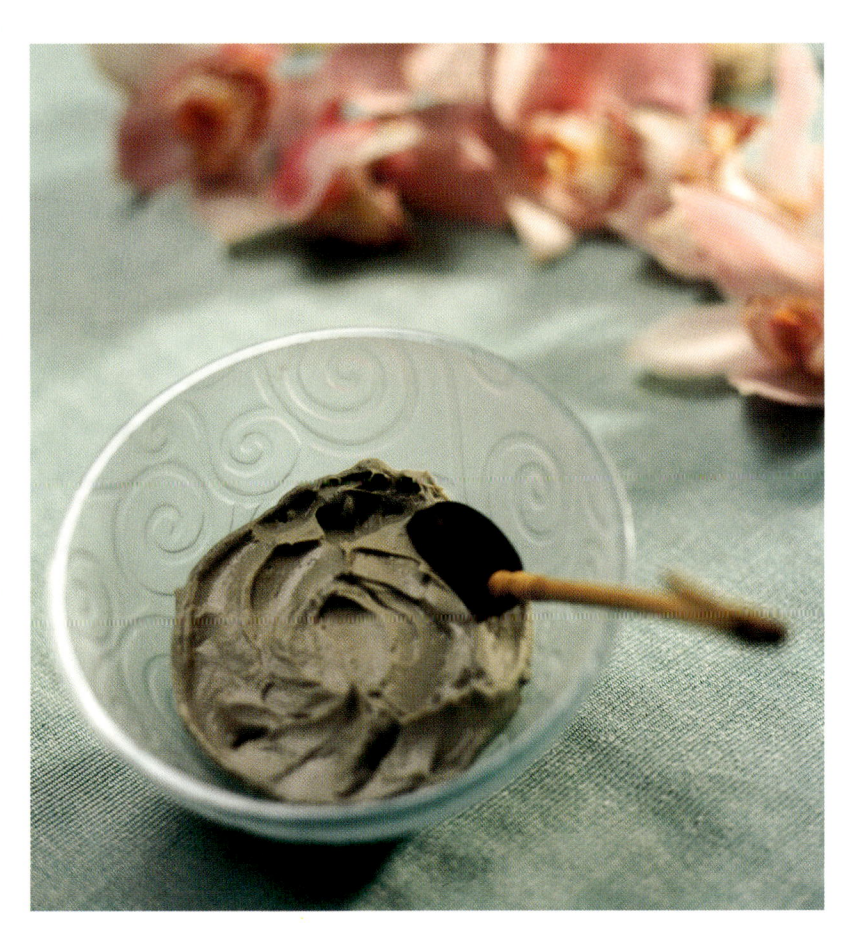

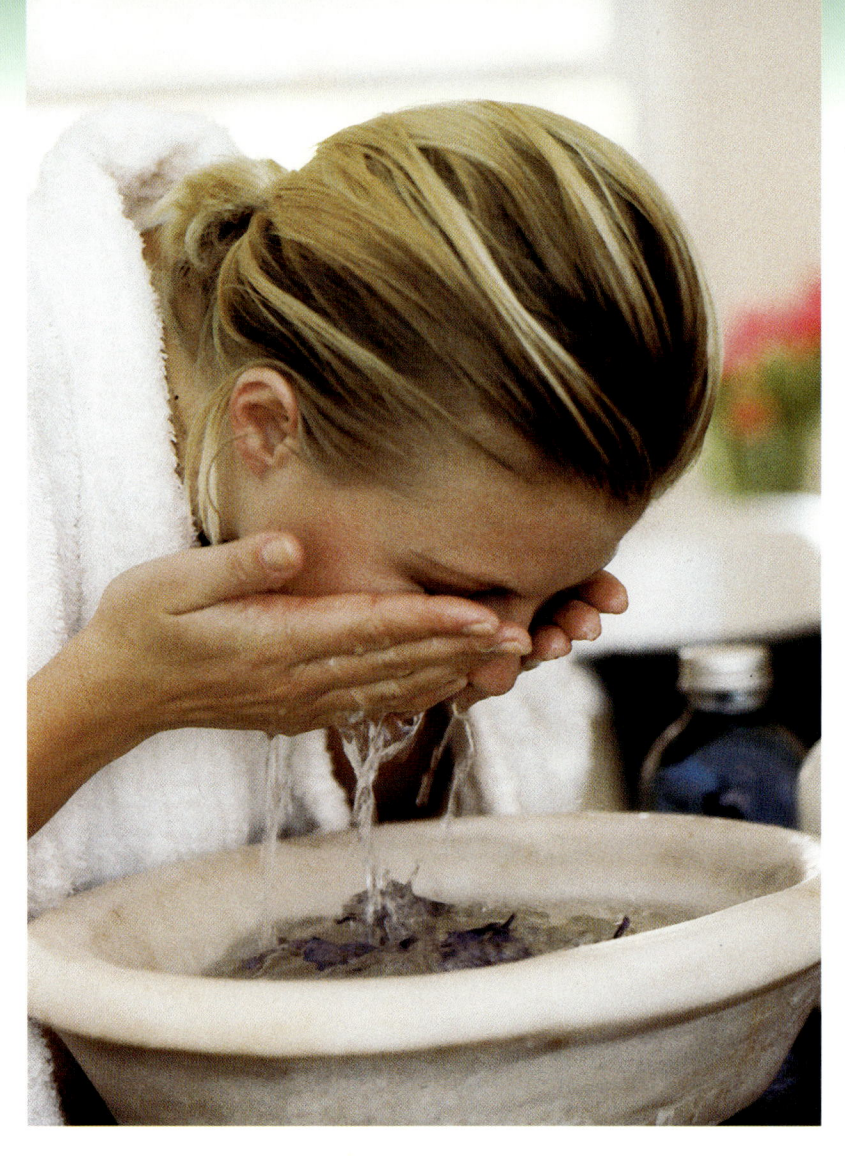

おすすめの精油

ジャスミン 乾燥肌、敏感肌の鎮静、強壮にすぐれた効果をもちます。

ラベンダー あらゆる肌の状態に効果を上げる、調整作用にすぐれた精油です。

マンダリン 敏感肌に向く、穏やかな精油です。

相乗作用のあるブレンド

*ジャスミン　1滴
*ラベンダー　2滴
*マンダリン　1滴

フェイシャルケア用キャリアオイル

*サンフラワーオイル　20㎖
*キャロットオイル　15滴
*イブニングプリムローズオイル　5滴

使い方

*スチームを使ったケア
*週に1度のクレイパック

他の効果的な精油

ゼラニウム、真正メリッサ、ネロリ、パルマローザ、ローズオットー、サンダルウッド

❋

他の効果的なキャリアオイル

カメリア、ホホバ

敏感肌

特徴

　敏感肌の人は、化学合成による原料を避けなければなりません。例えば、合成香料、ラノリン、鉱物油などで、時には石けんにも過敏症を起こすことがあります。過敏な皮膚には2種類のタイプがあります。ひとつ目は、接触皮膚炎を起こすタイプで、皮膚が赤くなってかゆくなり、発疹を生じる場合もあります。物質が触れた場所に炎症が起こり、接触してから2～3時間から2日後に症状が出ます。ふたつ目のタイプは接触性のじんましんを起こすタイプで、皮膚が赤くなって盛り上がり、かゆみが出ます。この場合は、なんらかの薬品、化学物質、植物、食品に触れたり、虫にさされてから2～3分後から30分後に症状が出ます。敏感肌の人でも、脂性肌タイプと乾燥肌タイプに分かれるので、自分の肌質に合ったスキンケア商品を選びましょう。また、100％天然の材料を使ったナチュラルな商品を使うことも大切なポイントです。

乾燥肌

特徴
　乾燥肌はよくある肌のトラブルで、水分摂取量が足りないために起こります。また、皮脂の分泌不足も原因として挙げられます。効果的なモイスチャライザーは、失った皮膚の水分を補ってくれますが、精油の場合は、皮脂の分泌量を整える作用があります。

おすすめの精油
ベンゾイン　ひび割れ、乾燥した肌に特に効果があり、皮膚に弾力をもたらします。

パチュリ　皮膚細胞の再生を促すため、乾燥肌にすぐれた効果があります。

サンダルウッド　全般的な調整作用のある精油で、特に、乾燥肌、老化の進んだ肌、水分を失った肌に有効です。

相乗作用のあるブレンド
＊ベンゾイン　1滴
＊パチュリ　1滴
＊サンダルウッド　1滴

フェイシャルケア用キャリアオイル
＊スウィートアーモンドオイル　20㎖
＊アボカドオイル　15滴
＊ウィートジャームオイル　5滴

使い方
＊スチームを使ったケア
＊週に1度のクレイパック

ワンポイント
相乗作用のある精油ブレンドを2滴落としたお湯を使い、タオルを使ったスチームケアを行いましょう。老化した表皮の細胞がやわらかくなるため、洗顔すると、簡単に古い細胞がはがれ落ちます。

他の効果的な精油
ジャーマンカモミール、ラベンダー、ネロリ、ローズオットー

他の効果的なキャリアオイル
ボリジ、カレンデュラ、カメリア、ココナッツ、イブニングプリムローズ、ホホバ、ローズヒップ、サンフラワー

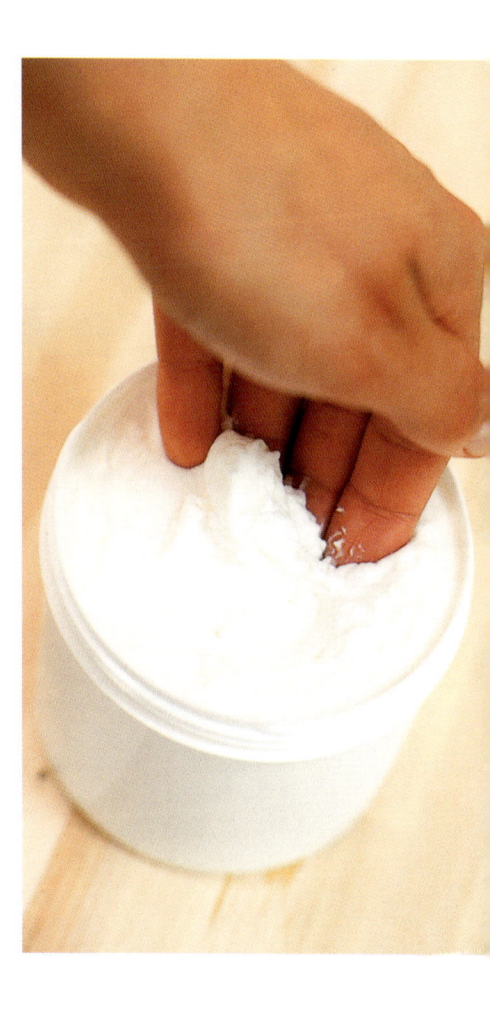

脂性肌

特徴

皮膚が脂っぽくなる原因は、表皮のすぐ下にある細い皮脂腺から分泌される皮脂が多すぎるためです。皮脂は自然な潤滑油で、皮膚を整え外見を美しく保つために欠かせません。

しかし皮脂が過剰に分泌されると顔が脂っぽく光り、吹き出物や黒ニキビができやすくなります。脂性肌は青年期の特徴です。思春期が終わると、内分泌系のはたらきに変化が起きますが、この内分泌系のあらゆる活動に皮脂の分泌が関連しているためです。しかし脂性肌は、長い目で見ると悪くない肌質です。乾燥がちな肌に比べると、老化がゆるやかに進むからです。

アロマセラピーのケアは、脂性肌の表面で繁殖する細菌を抑えます。また、皮脂腺のはたらきを正常化し、皮脂の生成量を減らします。

おすすめの精油

ジュニパーベリー 脂性肌やうっ血した肌を整えるすぐれたはたらきがあります。その浄化作用は、ニキビや毛穴の詰まりに効果を上げます。ただ、ジュニパーベリーを使って皮脂や汚れを取り去ると、いったんは症状が悪化することを覚えておいてください。しかしそのあと、症状が改善し、より透明感のあるさっぱりとした肌になります。

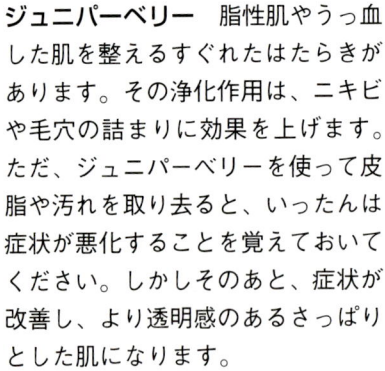

ニアウリ 発疹、癤（おでき）、潰瘍を癒し、細菌感染した傷を洗浄します。

スウィートオレンジ 皮膚の強壮作用にすぐれ、皮膚をさっぱりさせ、詰まった毛穴から毒素を取り除いてくれます。

相乗作用のあるブレンド

* ジュニパーベリー　1滴
* ニアウリ　1滴
* スウィートオレンジ　2滴

フェイシャルケア用キャリアオイル

* ホホバオイル　20ml
* ハイペリカムオイル　20ml

使い方

* 週に2度、スチームを使ったケアをする
* 週に2度、クレイパックを行う

他の効果的な精油

ベルガモット、シダーウッド（アトラス、バージニア）、クラリセージ、サイプレス、ゼラニウム、ラベンダー、レモン、ライム、パルマローザ、ティートリー、ベチベール

他の効果的なキャリアオイル

マカダミア、サンフラワー

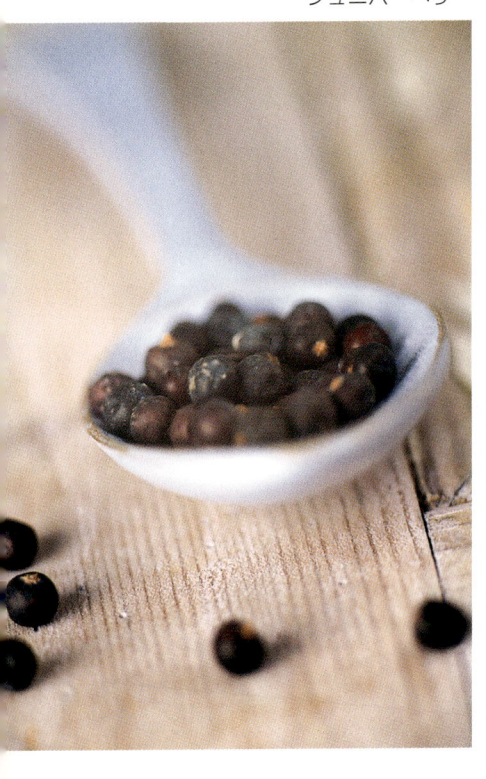

ジュニパーベリー

ニキビ

特徴
　ニキビの原因は、主に4つです。すなわち、ホルモンのアンバランス、毒素の蓄積、ストレス、食生活です。ニキビの治療中は、これらすべての要素にも取り組まなければなりません。スキンケア商品に含まれている精油は、ニキビを様々な面からケアしてくれます。まず殺菌効果が挙げられます。また、血行を促して、老廃物の除去を助けます。さらに皮膚の奥深くまで洗浄し、皮脂の分泌ペースを整えて、皮膚を正常な状態に戻してくれます。

おすすめの精油
バジル　皮膚を刺激し、元気にしてくれる強壮剤です。詰まっていたり、正常に機能していない毛穴を洗い、皮膚をさっぱりさせます。

レモングラス　毛穴を開き、皮脂のバランスを整える効果のある精油です。

ニアウリ　組織を引き締める精油で、ニキビができてふくらんだ皮膚を洗浄するのに有効です。

相乗作用のあるブレンド
＊バジル　1滴
＊レモングラス　1滴
＊ニアウリ　1滴

フェイシャルケア用キャリアオイル
＊ホホバオイル　20㎖
＊ハイペリカム　20滴

使い方
＊スチームを使ったケア
＊週に1度のクレイパック
＊マッサージ：このページで紹介している相乗作用のある精油とキャリアオイルをブレンドしてマッサージを行う場合は、次の手順に従ってください。まず親指と他の指であごをはさみ、やさしく圧迫します。皮膚を少しこねるように指を動かしてください。このマッサージは、皮脂の管を空にする作用があります。この動きを、あごからほお全体へ、次に額全体へと続けます。額の皮膚が張っていてつまみにくいときは、両手を向かい合わせ、両手の指先を使って皮膚をはさみ、やさしくつまんでください。

他の効果的な精油
カユプテ、ペパーミント、タジェティーズ、ベチベール

他の効果的なキャリアオイル
カレンデュラ、キャロット、イブニングプリムローズ、グレープシード、サンフラワー、ウィートジャーム

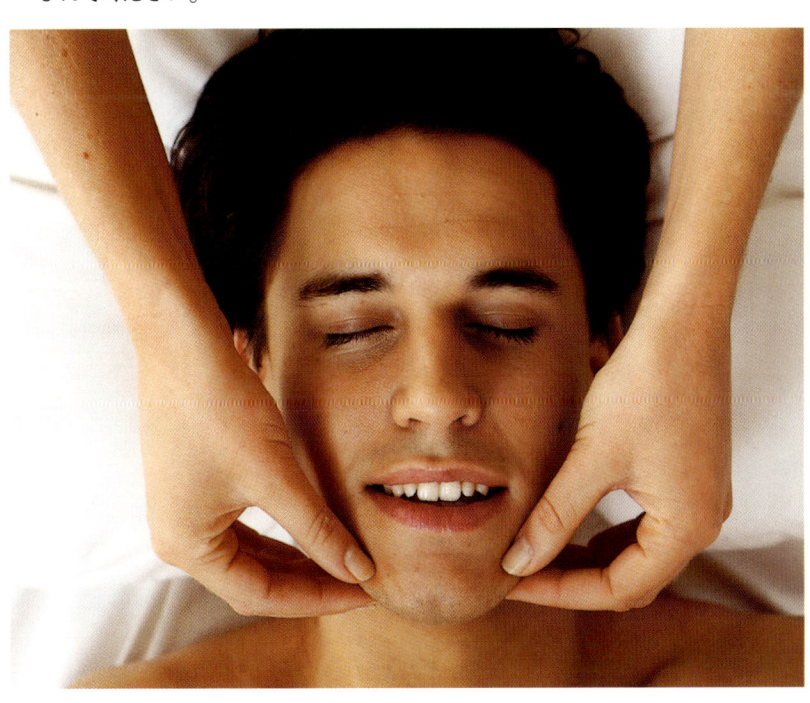

アロマセラピーで治す

頭ジラミ

頭ジラミとは？

　髪の清潔度を問わず髪の中に棲みつく小さな虫で、頭皮の血液を栄養にします。子どもの髪につきやすいのが特徴です。多くの場合、成熟したシラミが10匹に満たない程度髪の中にいるだけで、シラミだらけというわけではありません。充分に成長したシラミでも、体長は3mmほどで、見つけるのはたいへんです。1匹のシラミは300個の卵を産み、この卵が毛の根本にくっつきます。卵からかえり、成熟するまでの期間は9〜14日です。シラミが飛んだり跳ねたりすることはありませんので、頭を寄せ合ったり、くしやブラシを共用したときに移ります。

　頭にシラミがつくとかゆみを感じる人もいますが、まったく何の症状もない人のほうが多数です。もっとも卵を見つけやすいのは、耳の後ろとうなじです。生きているシラミは、頭皮のそばでよく見つかります。

くしを使う

　定期的に髪をチェックしてください。シラミ取り専用のくしで濡れた髪をとかす方法が一番です。このくしは、細かい歯がついているため、生まれて間もないシラミでも歯の間を通り抜けることはできません。乾いた髪の中では目まぐるしく動きまわるシラミが、濡れた髪の中ではじっとしています。

　くしを使うときは、髪を根本からとかすよう注意してください。まず地肌にくしの歯を当ててから動かします。必ず「シラミ取り用精油ブレンド」（右の囲みを参照）も使ってください。専用のくしがより使いやすくなります。1回とかすたびに、白い布でくしを拭きましょう。

撃退法

　シラミ退治には2週間を要します。精油のコンディショナーと専用のくしを使ったケアを、半週おきに4回実行してください。初回は、卵からかえったシラミをすべて取り除きます。そのあとに卵からかえったシラミは2日ほど動かないため、他人にシラミが移ることはありません。もし2回、3回、4回目も充分に成長したシラミが見つかったら、それは、再びシラミをもらってきたことになりますので、もう一度、初回からやり直しです。各回とも、次の手順でケアを行います。

＊目をしっかり保護します。

＊シラミ取りのコンディショナー（下のブレンドを参照）を用意し、頭皮にすり込みます。

＊そのまま1時間半〜2時間放置します。

＊シャワーキャップをかぶれば、コンディショナーの吸収がよくなるうえ、子どもに髪を触られる心配もありません。

＊髪をとかします。

＊コンディショナーを洗い流します。まずシャンプーの原液を頭皮にすり込んでから、いったんお湯で流し、もう一度普通にシャンプーをしてください。

シラミ取りブレンド

無香のヘアコンディショナー50mlに次の精油とキャリアオイルを加えてください。

＊大人向け：ゼラニウム、ラベンダー、ティートリーを各10滴、ニームシードのキャリアオイルを5滴。

＊6歳以上の子ども向け：ゼラニウム3滴、ラベンダー4滴、ティートリー3滴、ニームシードのキャリアオイルを2滴。

＊2〜5歳の子ども向け：ゼラニウム1滴、ラベンダー2滴、ティートリー2滴、ニームシードのキャリアオイルを1滴。

注意：2歳未満の乳幼児には使わないでください。

アロマセラピーで治す

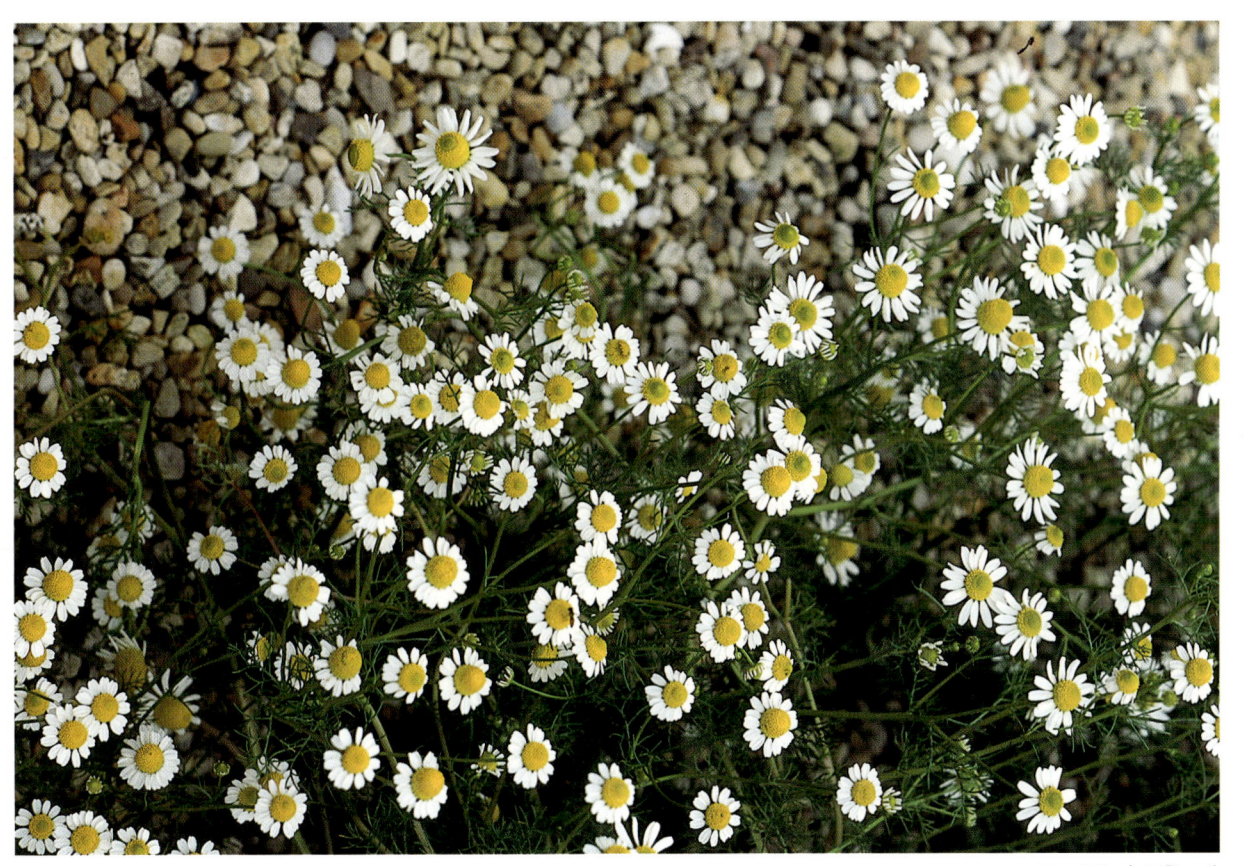

ローマンカモミール

軽い火傷とすり傷

注意：次のアドバイスは、あくまでも軽い火傷とすり傷の場合のみ有効です。もしひどい火傷や傷を負ったときは、必ず精油を使う前に医師の診察を受けてください。

火傷と日焼け

表面的な火傷（第一度）の場合、傷ついているのは、皮膚のもっとも外側の層だけなので家庭で治療できます。赤くなったり、時にはジクジクする皮膚を、傷跡を残さず治療することができます。まず患部を冷たい流水に当てて冷やしてから、ラベンダーの原液を塗ります。ラベンダーは痛みを抑え、治りを早めます。

もし第二度、第三度の火傷を負ったら、必ず受診するようにしてください。

軽い切り傷とすり傷

ローマンカモミール、ラベンダー、ティートリーのいずれか1種類を1滴水に加え、患部を洗います。清潔なガーゼを当てて包帯をします。

注意：傷に原液をつけないでください。

89

アロマセラピーで心を元気に

アロマセラピーが効果を上げるのは、身体の不調だけではありません。感情や頭脳にも作用するのです。症状にふさわしい精油を適切に用いれば、神経性の頭痛、不安、ストレス（肉体的な疾患の一因です）といった状態を改善することができます。また、健康と幸福を手に入れるためには、人生に対する前向きな姿勢が欠かせませんが、アロマセラピーは、この前向きな姿勢を取るための手助けもしてくれます。

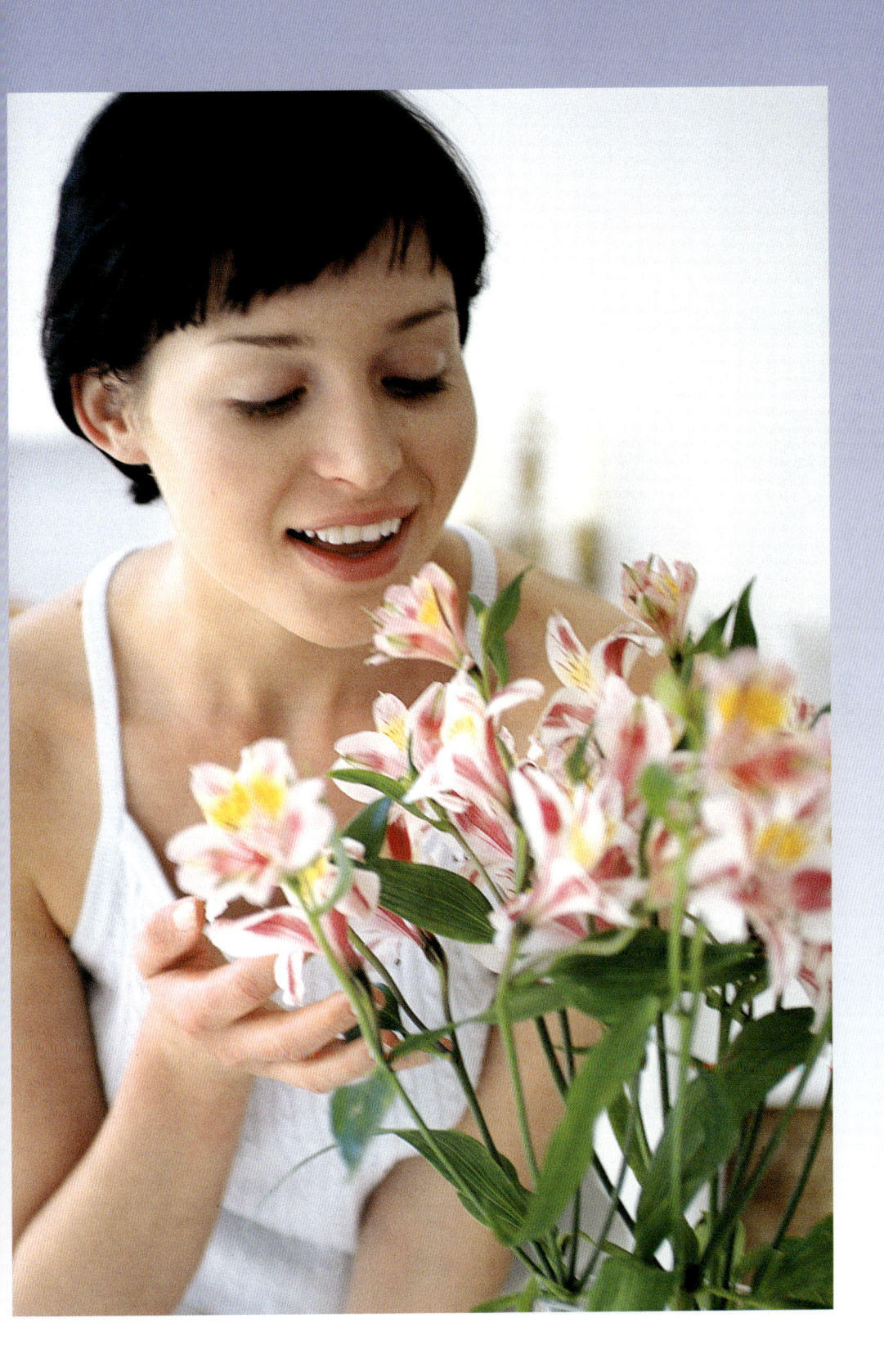

アロマセラピーで心を元気に

心身のバランスを取る

現在では、脳内の化学物質は、脳内の受容体だけでなく、免疫系、神経系、ホルモン系の各受容体とも回路を形成していることが明らかになっています。心を体から分離するのは、生理学的に不可能です。丈夫な肉体と、人生に対する前向きな考え方の両方があって、初めて健康が維持できます。

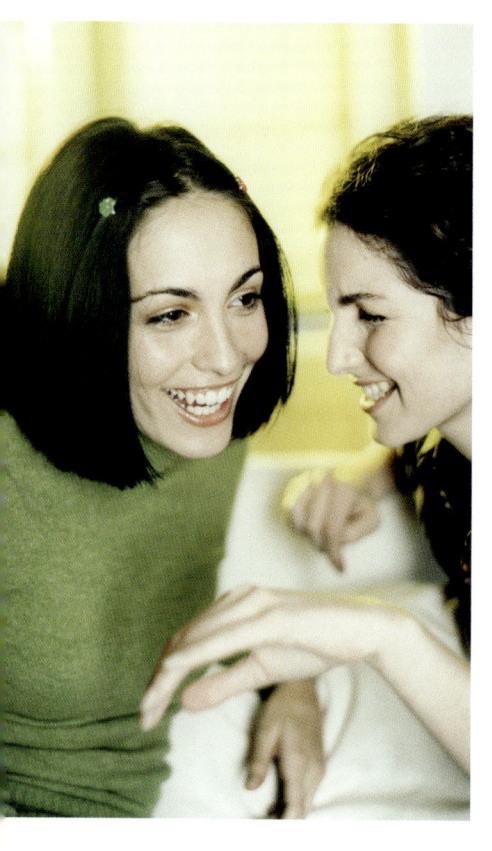

強い心の姿勢があれば、自分自身で病気を治してしまうことすら不可能ではありません。例えば、ストレスや感情的な要因が、ガンの進行に重要な関わりをもつことが明らかになっています。自分の生活を振り返り、ストレス等の精神的要因に取り組むことで、ガンを自力で直す方法が知られるようになり、患者のガンに対する態度は、より積極的なものへと変わってきました。今では、ガン患者は、闘争心をもつよう促され、これまでいつもやりたいと思いながら時間が確保できなかったことを実行するよう勧められます。また、瞑想し、笑い、より前向きな心の状態に自分を押し進め、自らが抱える問題を認め、優先順位を決め、実行に移すようアドバイスを受けます。この療法は、非常によい結果を出しています。

アロマセラピーの有効性

アロマセラピー・マッサージの接触と精油の香りは、ストレスと感情をケアする方法としては、現代でもっともすぐれた手段のひとつです。精油の特性は、内在する感情を解き放ち、心を開かせてくれます。抗うつ作用が認められている精油の多くが、夏に咲く花から作られたものなのは、単なる偶然ではありません。例えば、ラベンダー、ゼラニウム、ネロリ、イランイラン、ローズ。これらはすべて夏に咲く花なのです。これらの花は、暖かい日射しの降り注ぐ日や、楽しい思い出を呼び起こします。

マッサージするときの指の接触によって疲れた筋肉がほぐれ、お好みのブレンド精油を使うことで、気分はくつろぎます。このマッサージの作用によって緊張がほぐれ、不安やストレスがやわらいで、穏やかで幸せな気分がもたらされます。

アロマセラピーは支持療法です。あらゆる種類の病気に対処できるよう患者を助ける療法なのです。ストレスによる肉体的症状を治療するのに、アロマセラピーはたいへん役に立ちます。リラクセーションを促す香りとマッサージによって、脳が身体のバランスを維持するため、各器官が効率よく機能するようになります。精油を選ぶときは、自分の好きな香りを選ぶようにしてください。そうしないと何の効果も得られません。

アロマセラピーで心を元気に

真正メリッサ

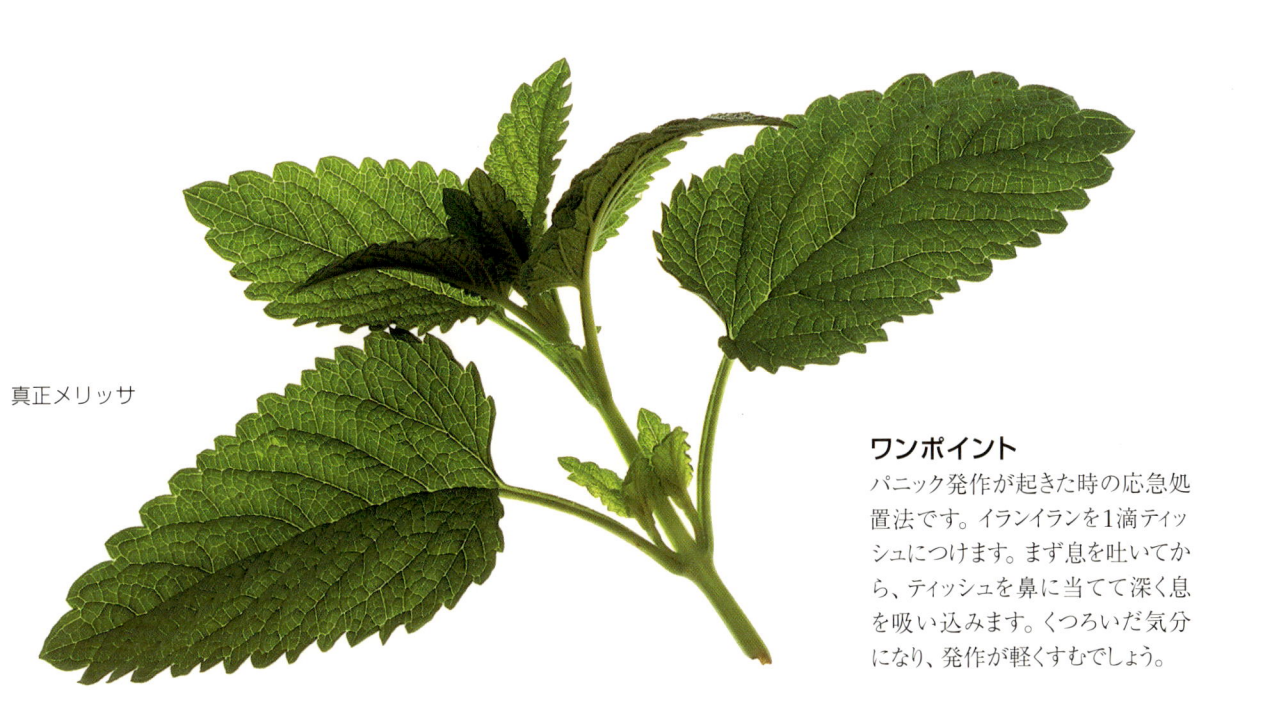

ワンポイント
パニック発作が起きた時の応急処置法です。イランイランを1滴ティッシュにつけます。まず息を吐いてから、ティッシュを鼻に当てて深く息を吸い込みます。くつろいだ気分になり、発作が軽くすむでしょう。

動悸とパニック発作

症状と原因
動悸やパニック発作が起きると、心臓の鼓動が速まったり、強くなったり、乱れたりします。原因として、カフェイン、ニコチンといった刺激物の取りすぎや、ストレスが考えられます。心臓病の潜在的な症状とも考えられるため、繰り返し起こる場合は、医師の診察を受けましょう。

おすすめの精油
ラベンダー 心を浄化して静めます。怒りを抑え、疲れを癒し、人生に対するより穏やかな姿勢をもたらします。

真正メリッサ 感情を静めながらも、高揚させる作用があるため、神経過敏な状態に向く精油です。感情の詰まりを取り、パニックやヒステリーの発作が起きたときも心を静めてくれます。

ローズオットー 感情をなだめる作用があり、うつ病や、死別などの深い悲しみに特に効果があります。心を高揚させ、神経の緊張とストレスをやわらげます。

ハーブの豆知識
メリッサ もっとも古くから薬として用いられていた植物のひとつであることが、記録されています。「不老不死の薬」と呼ばれ、心を癒す薬として使われていました。

相乗作用のあるブレンド
* ラベンダー　3滴
* 真正メリッサ　1滴
* ローズオットー　2滴

マッサージ用キャリアオイル
* スウィートアーモンドオイル　15㎖

使い方
* 定期的な全身マッサージ
* 乾燥吸入
* 拡散
* 入浴

他の効果的な精油
ネロリ、イランイラン

アロマセラピーで心を元気に

不安

症状と原因
家族や仕事上の問題といった予想外のできごとに遭遇したとき、不安を感じるのはごく自然な反応です。努力を求められる状況では、自分自身を奮い立たせるのに不安が役立つ場合もあります。ですから、どういう状況で感じる不安は正常なのかを、知っておくのは大切なことです。例えば、子どもの帰宅時間が遅いと不安になるのは正常な反応ですが、子どもの姿が見えないだけで不安感が持続するのは、正常ではありません。

不安は、度を超したときに初めて問題になります。ある状況に対する反応が強すぎたり、特にこれといった対象や外的な理由もなく不安を感じる場合が、これに当てはまります。

正常でない不安感は、様々な肉体的症状を引き起こしがちです。例えば、筋肉の痛み、消化器の不調、頭痛、偏頭痛、アレルギー、不眠、心臓病などです。この他にも、多くの深刻な病気に影響を及ぼします。

他の効果的な精油
バジル、ベルガモット、クラリセージ、フランキンセンス、グレープフルーツ、ラベンダー、真正メリッサ、ネロリ、ビターオレンジ、パチュリ、ローズオットー

おすすめの精油
メイチャン 心を高揚させ、太陽の光あふれるような、明るい視野を与えてくれます。

プチグレン 怒りとパニックを静め、感情をなだめます。

イランイラン アドレナリンの分泌を抑え、神経系にくつろぎを与えます。怒り、ショック、パニック、恐怖の感情を落ち着かせます。

相乗作用のあるブレンド
*メイチャン　2滴
*プチグレン　3滴
*イランイラン　1滴

マッサージ用キャリアオイル
*サンフラワーオイル　15㎖

ワンポイント
不安にさいなまれるのは、非常に高い達成目標を立てているためです。完ぺきを目指さないことも大切です。物事が自分の手に負えなくなったら、一歩引き、自分と世間を笑い飛ばしてみましょう。他人から見た自分を意識せず、自分自身をどう思うか、それだけを考えるようにします。毎日アロマバスに入り、セラピストを訪ねて、定期的なホリスティック治療を受けてください。

使い方
*定期的な全身マッサージ
*不安に襲われたときに、乾燥吸入を行う
*拡散
*入浴

ハーブの豆知識
メイチャン 香りのよい葉と花、そしてスパイシーな実をつける中国原産の小高木で、精油は実から抽出します。この実はレモングラスにとても似ているので、中国では料理に使われます。ガン性腫瘍の治療に使われていたと言われますが、今では、その香味の効いた、心を高揚させる香りを活かして、石けん、香水、消臭剤の材料に広く利用されています。

アロマセラピーで心を元気に

ストレス

症状と原因

　自分を激しく駆り立てているとき、ストレスの最初の信号として現れるのが、疲労感です。休みたいという身体の欲求に応えることなく働き続けると、心と身体の健康が害され始めます。疲労という最初のサインを無視すると、不安、うつ、動悸、パニック発作、筋肉痛といった症状が出始めるのです。最後には、自分に課せられた過剰な要求に対処することができない段階に到達します。

おすすめの精油

フェンネル　心に苦しみがあるとき、強さと勇気を与えてくれます。

ゼラニウム　神経系の強壮剤としてはたらき、不安とうつ状態をやわらげます。

グレープフルーツ　全般的な調整、高揚、回復の作用があり、ストレスの強いときに、たいへん役立つ精油です。

フェンネル

相乗作用のあるブレンド

* フェンネル　1滴
* ゼラニウム　3滴
* グレープフルーツ　2滴

マッサージ用キャリアオイル

* サンフラワーオイル　15㎖

他の効果的な精油

バジル、ベイ、ベルガモット、カルダモン、シナモンリーフ、シトロネラ、クラリセージ、フランキンセンス、ジンジャー、ラベンダー、レモングラス、ブラックペッパー、ペパーミント、プチグレン、ローズオットー、ローズマリー、イランイラン

使い方

* 定期的な全身マッサージ
* 拡散
* 入浴
* 香水
* 芳香のフォームバス。毎晩、自分で好みの香りをつけたフォームバスにつかる、リラックスタイムを取りましょう。無香のバスフォーム500㎖にフェンネル5滴、ゼラニウム15滴、グレープフルーツ10滴を加え、ミキサーで混ぜます。このブレンドをプラスチックのボトルに入れておきます。浴槽にお湯をためているとき、バスフォームを加え泡を立てます。アロマキャンドルをバスルームにいくつか置いて電気を消し、くつろぎながら、湯気を深く吸い込んでください。

ハーブの豆知識

ゼラニウム　ホルモンと感情の揺れを統制する強力な作用があるため、心身のバランスを取るのに有効と考えられています。ゼラニウムには700を越える栽培種がありますが、多くは観賞用です。精油用に使われるのは、Pelargonium graveolens、P. odorantissimum、P. radensの3種類です。

頭痛と偏頭痛

症状と原因
頭痛には多くのタイプがあります。頭全体に痛みを感じるものもあれば、一部だけが痛むものもありますし、痛みの位置が移動する場合もあります。痛み方も様々で、うずくような痛み、鋭い痛み、表面的な痛み、深い痛みなどがあります。頭痛と同時に、吐き気や、視覚および感覚障害を起こすこともあります。

原因としては、ストレス、緊張、悪い姿勢が挙げられます。姿勢が悪いと、顔、首、頭皮の筋肉が緊張するために頭痛が起こります。頭痛につながる他の要因には、二日酔い、不規則な食生活、眠り過ぎ、副鼻腔炎、歯痛、頭のけががあります。食品添加物、チョコレート、チーズ、赤ワインが原因で頭痛を起こす人もいます。

おすすめの精油
ベイ　心を温め、穏やかに心の痛みを鎮めます。

スウィートマジョラム　痛みをやわらげ、筋肉を弛緩させる作用があります。また、よく知られているのが毛細血管の拡張作用です。この作用によって血液が流れやすくなり、頭痛や偏頭痛にたいへん効果があります。

ペパーミント　冷却と鎮痛作用があるため、頭痛、偏頭痛を楽にします。

相乗作用のあるブレンド
* ベイ　2滴
* スウィートマジョラム　2滴
* ペパーミント　2滴

他の効果的な精油
ローマンカモミール、クラリセージ、ユーカリ（ユーカリ・グロブルス、ユーカリ・スミシー）、ラベンダー、ローズマリー

ハーブの豆知識
マジョラム　学名のOriganum（オリガヌム）は、「山の楽しさ」という意味のギリシア語、orosとganosに由来します。確かにその名のとおり、マジョラムの香りはさわやかで、温かく、草質で、かすかに木の匂いがします。

フェイシャルケア用キャリアオイル
* サンフラワーオイル　15㎖

使い方
* 定期的な全身マッサージ
* 首の後ろのマッサージ：相乗作用のある精油とキャリアオイルを混ぜ、指先で円を描くように首の後ろをマッサージします。髪の生え際に向かって、下から上へと進めます。もし頭痛や偏頭痛が日常的に起きるなら、毎日朝晩、このマッサージを行ってください。
* 頭痛が出始めたら、乾燥吸入を行います。
* 蒸気吸入を行うと、頭がすっきりします。
* 入浴

マジョラム

アロマセラピーで心を元気に

うつ病

症状と原因

うつ状態に陥ると、気分の落ち込み、絶望、悲観、生活全般に対する関心の低下に加え、精神的な充足感が持てなくなります。愛する人の死や人間関係の破綻など、とりわけ悲しいできごとがあった後このような気分になるのはごく自然なことですが、気分の落ち込みが長期間続いて、その状態から抜け出すことを拒むと、うつが慢性化します。これといった決定的な原因はありません。ウイルス感染、ホルモンの不調、ストレス、産後うつ、遺伝、ライフスタイルがその引き金になります。

おすすめの精油

イモーテル 恐怖感の影響を抑え、うつ状態を軽減します。

ハーブの豆知識
サンダルウッド 瞑想に役立つ香りとして、ヨーガ行者に用いられていました。中国では、遺体の防腐処理に使われています。

アロエベラ

ローズオットー
心を静める効果があります。特に死別による深い悲しみを癒します。心を明るくし、愛にあふれたやさしい気分を与えてくれます。

サンダルウッド 乱れた心に平和と静けさをもたらします。強迫神経症の傾向に作用します。

相乗作用のあるブレンド
* バーベナ　2滴
* ローズオットー　1滴
* サンダルウッド　1滴

マッサージ用キャリアオイル
サンフラワーオイル　15㎖

使い方
* 定期的な全身マッサージ
* 拡散
* 入浴
* 香水

注意：上のケア法は一時的な軽いうつ状態の場合のみに行ってください。うつ状態が長引いているときは、医師やカウンセラーから専門的なアドバイスを受けましょう。

ワンポイント
ゼラニウム4滴、ジャスミン1滴、ベチベール1滴をアロエベラのジェル（健康食品店で入手できます）10㎖に加え、先にローラーのついたガラスボトルに入れておきます。精油をジェルに混ぜると色がにごってしまいますが、心配いりません。このボトルを携帯し、気分が滅入ったときに取り出して少量のジェルを手首の内側とひざの後ろに塗ります。こうすると、気分が明るくなり、元気が出ます。アロエベラのジェルとは、多肉植物であるアロエベラの葉から採ったもので、切り傷、炎症、火傷を癒します。このジェルは、冷却作用にもすぐれています。

他の効果的な精油
バジル、ベルガモット、カルダモン、シナモン、シトロネラ、クラリセージ、コリアンダー、フェンネル、フランキンセンス、ゼラニウム、ジンジャー、グレープフルーツ、ジャスミン、ラベンダー、レモン、レモングラス、オレンジ（ビター、スウィート）、ブラックペッパー、ペパーミント、プチグレン、パイン、ローズマリー、ベチベール、イランイラン

アロマセラピーで心を元気に

不眠症

症状と原因
なかなか寝付けない、または眠りが浅く目覚めやすい状態を言います。一方で日中は身体がだるく、イライラし、日常生活に困難をきたす場合も少なくありません。原因には、日々の生活に関する心配事や、難題に対処するためのプレッシャーなどがあります。ストレス、不安、うつも不規則な睡眠パターンの原因になります。

おすすめの精油
グレープフルーツ 全般的に、高揚させながら鎮静させる作用があり、ストレスと不安を感じている状態に効果的です。

ラベンダー 心を落ち着かせ、静める作用があるため、不眠に効きます。

ベチベール 中枢神経系を調整する作用があり、よりバランスの取れた感情をもたらします。混乱した心を落ち着かせ、肉体的、精神的疲労をやわらげます。

相乗作用のあるブレンド
* グレープフルーツ　2滴
* ラベンダー　2滴
* ベチベール　1滴

マッサージ用キャリアオイル
* サンフラワーオイル　15㎖

使い方
* 定期的な全身マッサージ
* 上記のブレンドを枕に1〜2滴たらす
  * 拡散
    * 入浴
      * 香水

ワンポイント
ハーブを詰めた枕を手作りするか、購入します。この枕に頭をのせ、漂う芳香を吸い込むと、きっと眠りに誘われるでしょう。

ハーブの豆知識
グレープフルーツ 自らの「重苦しい」感情に押しつぶされそうなとき、力を与えてくれるのがこの精油です。ビタミンCの含有量が多く、感染症から身を守ってくれる作用もあります。

❉

ラベンダー 神経系を穏やかに強壮し、徐々にストレスが解消されます。「ラベンダー」という名前は、ラテン語で「洗う」という意味の'lavare'から付けられました。古代ローマの人々がラベンダーを加えたお湯で入浴していたことに由来します。

他の効果的な精油
ベンゾイン、ベルガモット、カモミール（ジャーマン、ローマン）、アトラスシダーウッド、セロリシード、クラリセージ、フランキンセンス、ジャスミン、マンダリン、スウィートマジョラム、真正メリッサ、ネロリ、プチグレン、ローズオットー、サンダルウッド、バレリアン、イランイラン

ラベンダー

アロマセラピーで心を元気に

集中力の低下

特徴
ある特定の物事になかなか集中できない時があります。試験勉強とか、新しい計画のために情報収集をするなど、目の前の事項に集中しなければならないのに、無関係な考えばかり頭に浮かんで気が散ってしまうのです。精油はこのような状態にたいへん役立ちます。研究によって、特定の香り、例えばバジル、カルダモン、ブラックペッパー、ローズマリーには、脳の代謝を高め、明敏さを増す効果があることが明らかになっています。

おすすめの精油
バジル　五感を鋭敏にし、集中力を高めます。

ブラックペッパー　刺激作用が強く、脳を強化します。何らかの障害があるときでも、持久力を与えてくれます。

ペパーミント　精神的な疲労にすぐれた効果があります。

相乗作用のあるブレンド
＊バジル3滴
＊ブラックペッパー　3滴
＊ペパーミント　3滴

他の効果的な精油
ベルガモット、カルダモン、レモングラス、メイチャン、ビターオレンジ、ローズマリー

注意：このブレンドを夜使うと、目が冴えて眠れなくなります。

使い方
＊相乗作用のあるブレンドを拡散
＊電気ディフューザーやアロマポットを持っていない場合は、精油を振りかけたティッシュを、ラジエーターの後ろに置いておきます。ラジエーターの熱が精油を室内に拡散させます。

ハーブの豆知識
バジル　清潔で心を高揚させるバジルの香りは、さわやかで身体にしみわたり、元気を与えてくれます。中世では、サソリはバジルを植えた鉢の下で生まれるとか、バジルの香りをかいだだけで脳にサソリが生まれると言われていました。

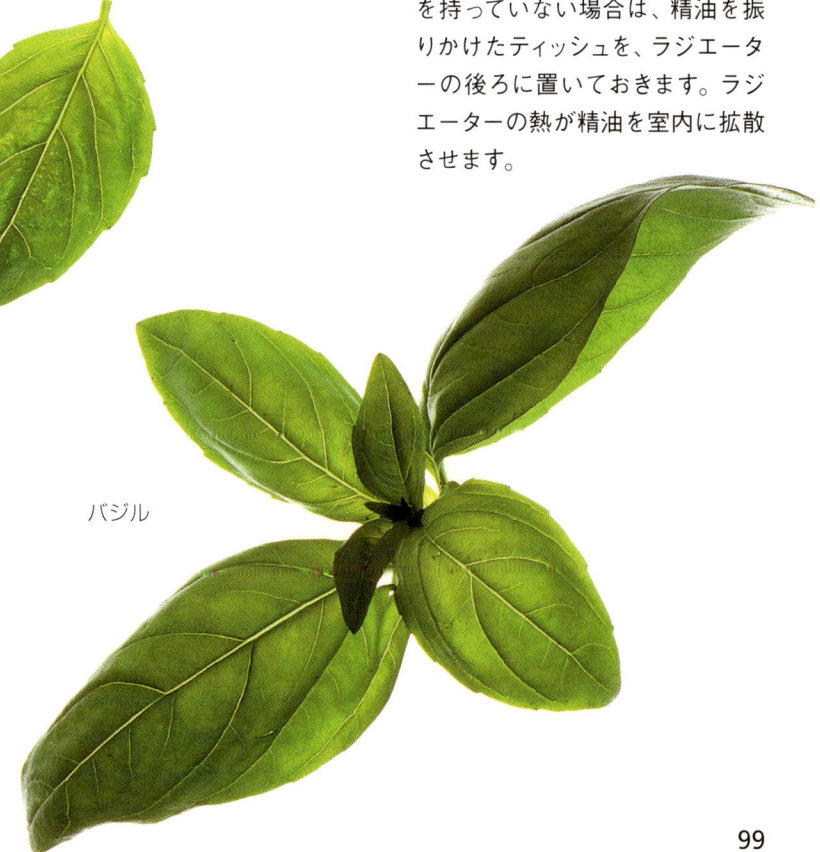

バジル

アロマセラピーで心を元気に

物忘れ

特徴

何かの目的で部屋に入っていったのに、それが何だったか忘れてしまった経験が何度もありませんか？ また、情報を正確に思い出せないことは？ 物忘れは、誰もが経験することです。子供でも大人でも、年齢に関係なく経験しますので、パニックを起こさなくても大丈夫です。頭が抱えている情報が多すぎて、集中力が低下するために物忘れが起きます。脳はコンピュータに似ており、それぞれの区画が別々にはたらいています。記憶を司る区画が情報を抱えすぎてしまったとき、混乱が起きるのです。

おすすめの精油

レモン　頭をリフレッシュし、考えを明確にする力になります。

ローズマリー　脳細胞にエネルギーを与え、頭をすっきりさせます。

スウィートタイム　神経を強化し、脳細胞を活性化するため、記憶力、集中力が高まります。

相乗作用のあるブレンド

* レモン　3滴
* ローズマリー　3滴
* スウィートタイム　3滴

使い方

* 拡散

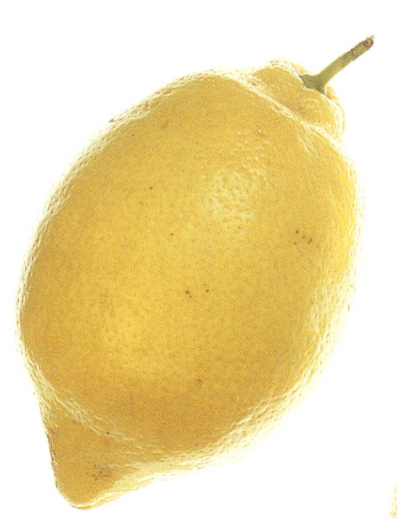

レモン

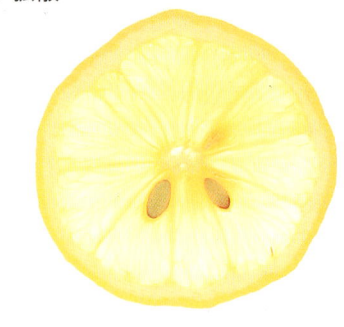

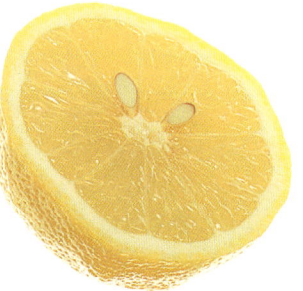

ハーブの豆知識

ローズマリー　草質の香りはさわやかで、元気を与え、五感を鋭敏にしてくれます。疲労感や虚弱さに対抗し、落ち込んだ心に力を与えてくれます。

ワンポイント

試験勉強中は、相乗作用のあるブレンドをディフューザーで勉強部屋に拡散させてみましょう。試験当日は、同じブレンドをティッシュに振りかけ、身につけておきます。試験中にその香りをかぐと、試験勉強の要所要所を思い出す助けになります。

他の効果的な精油

バジル、ベルガモット、グレープフルーツ、ビターオレンジ、ブラックペッパー、ペパーミント

アロマセラピーで心を元気に

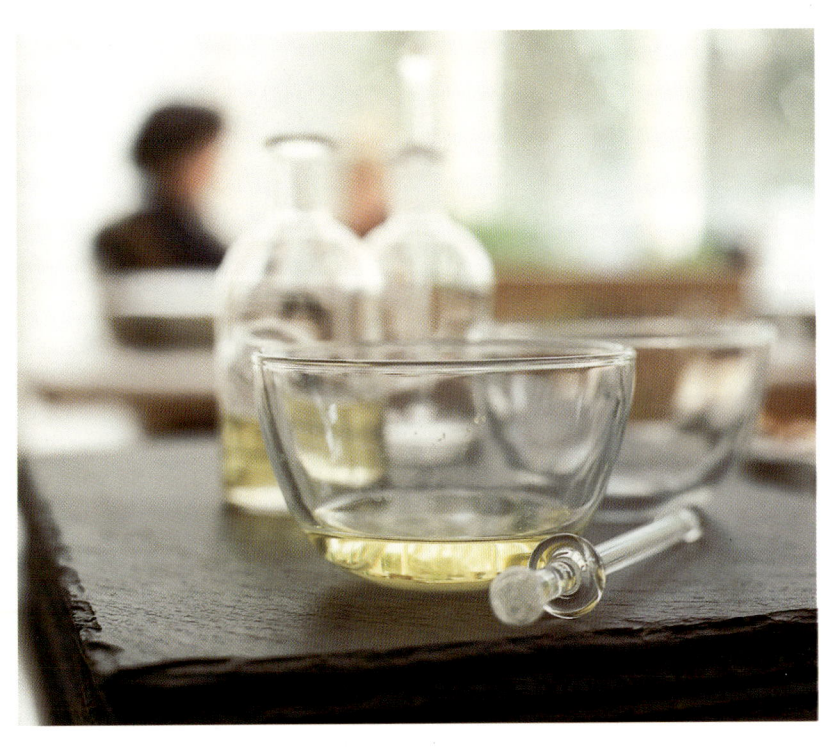

性欲を高める香水

性欲を高める香水は、相手の注意を引くためだけでなく、身につけた本人の気分も高めるものにすべきです。官能的な香水のブレンドに対して、パートナーもあなたも心を開き、受容する姿勢がなければなりません。創りだした香りをふたりがともに楽しめることが大切なポイントです。そのため、この香水をブレンドするときは、自分だけでなくパートナーも頭に入れ、ふたりが楽しめる香りを創造してください。性欲を高める香水は、香水そのものに効果があるのではなく、性感とムードを高め、愛する人とともに過ごす時間への意識を高めてくれる作用をもつものです。

香水を作る簡単な方法

精油を加えたフローラルウォーターは、すばらしい香水のベースになります。これを身体や髪、室内にスプレーしましょう。次に紹介する相乗作用のあるブレンドを、ふさわしいフローラルウォーターのベースに加え、50mℓ用のアトマイザーに詰めます。精油をフローラルウォーターに加えると精油が表面に浮いてしまうので、使う前に必ず振り混ぜてください。

相乗作用のあるブレンド①：ベルガモット3滴、スウィートオレンジ2滴、サンダルウッド1滴
ベース：ジャスミンのフローラルウォーター

相乗作用のあるブレンド②：クラリセージ2滴、ラベンダー3滴、パチュリ1滴
ベース：ローズのフローラルウォーター

相乗作用のあるブレンド③：レモン2滴、プチグレン2滴、ローズマリー3滴
ベース：ネロリのフローラルウォーター

オイルベースの香水

次に紹介する相乗作用のあるブレンドを、ホホバのキャリアオイル10mℓに混ぜ、暗い色のついた10mℓ用ガラスビンに詰めます。この香水を脈打つ部分、言い替えれば身体の温かい部分につけましょう。耳の後ろ、首の横、手首の内側、ひじの内側、ひざの後ろ、足首のまわりがその場所に当たります。脈打つ部分の温かさによって、芳香が発せられます。

相乗作用のあるブレンド①：コリアンダー2滴、ジャスミン1滴、レモン5滴

相乗作用のあるブレンド②：ラベンダー4滴、ビターオレンジ2滴、イランイラン2滴

相乗作用のあるブレンド③：クラリセージ4滴、フランキンセンス2滴、グレープフルーツ2滴

住まいに活かすアロマセラピー

住まいは、あなたと家族を映し出します。家族のムードや感じ方、生き方を反映する場所なのです。住まいの香りは、非常に大切です。香りには創造性があり、住まいの色やスタイルを補ってくれるからです。また、訪れた人が、あなたがどんなタイプの人なのか認識するうえでも、香りが影響を及ぼします。住宅に足を踏み入れたとき、その住まいを取り巻く空気を人は瞬時に感じ取るものです。初めて訪れた家に入っていくとき、なぜかしら住まいに漂う空気が温かく、歓迎ムードを感じた、という経験が何度もあるのではないでしょうか？　ですから、住まいをデザインし、作り上げていくときには、色、香り、空気に注意を向けましょう。自分をどのように見せたいか、また、回りの人に、自分についてどのような印象をもってもらいたいか考えてみましょう。なぜなら、住まいによって、人はあなたを知るからです。

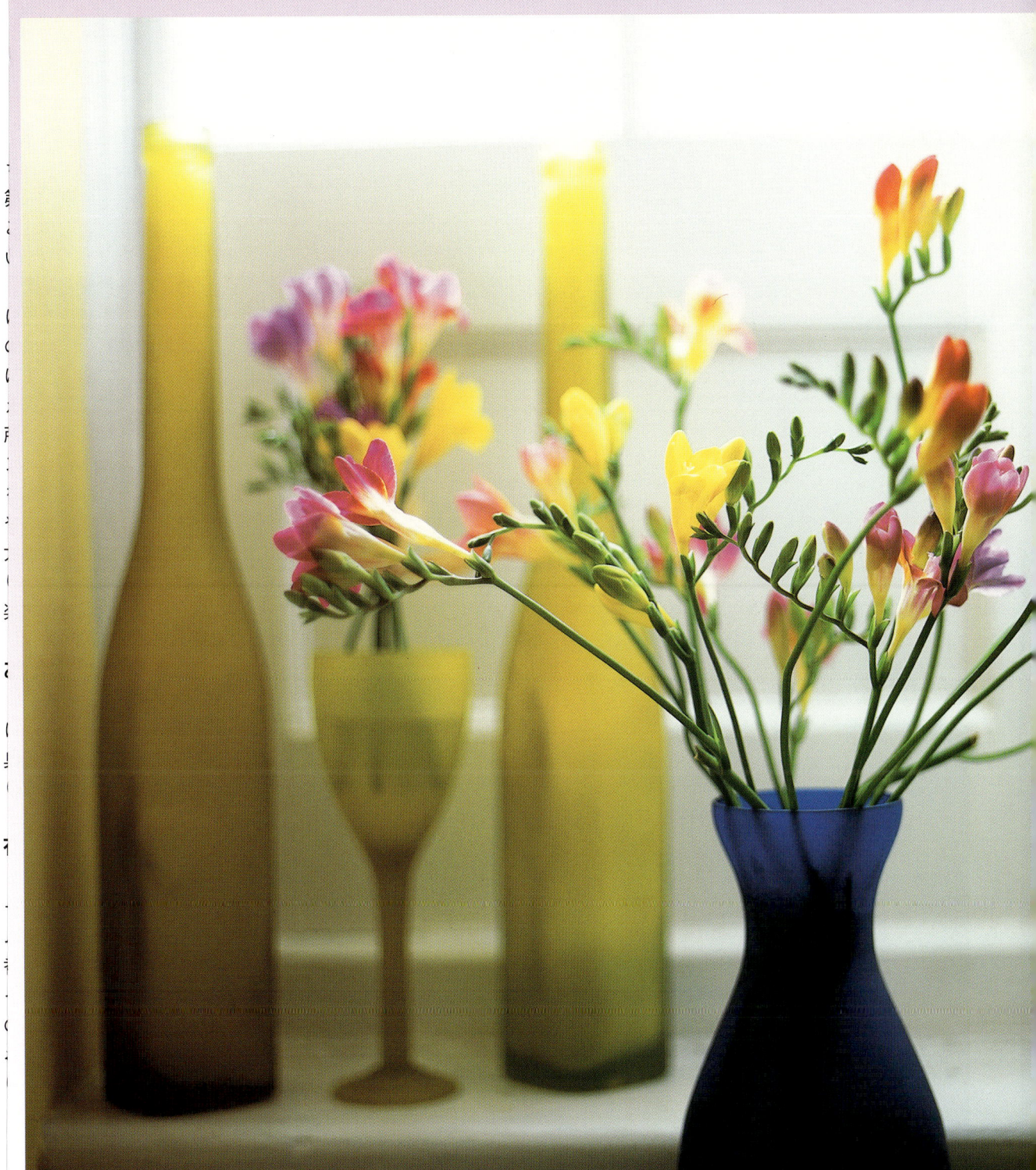

キッチン

キッチンはもともと様々な匂いの出る場所です。料理、お菓子作り、ペット、洗濯物、時には野菜の腐った匂いもするでしょう。もちろんキッチンの心地よい匂いを消す必要はありませんが、お部屋の空気と調理スペースの浄化、脱臭に、精油が大活躍してくれます。

おすすめの精油

キッチンに清潔でさわやかな香りを漂わせるだけでなく、殺菌効果もある精油には次のものがあります。シトロネラ、エレミ、レモングラス、ライム、パルマローザ、ティートリー。次の精油もキッチンで便利に使えます。グレープフルーツ、マンダリン、ペパーミント、パイン、スウィートタイム。

使い方

ルームスプレー

園芸用のスプレーボトルに、レモングラス、パルマローザ、ティートリー各3滴と水300mlを入れ、室内にスプレーします。

虫よけ

ハエがわく夏の数ヶ月は、シトロネラ、レモングラス、ペパーミント各4滴をディフューザーで拡散させます。虫よけにたいへん効果的です。

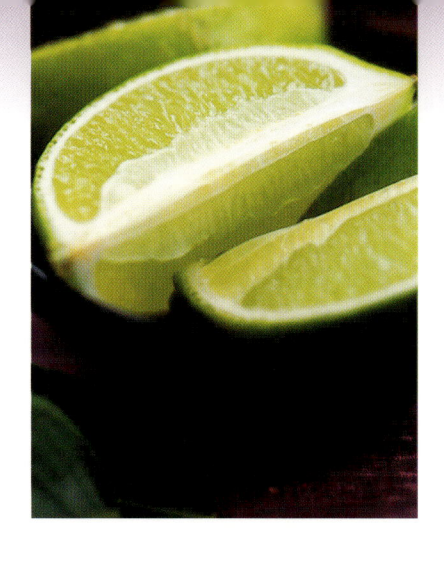

冷蔵庫の掃除

掃除の最後に、レモン、ティートリー、スウィートタイム各1滴を加えた水で庫内を拭きます。水に浸して絞ったふきんに、精油を直接たらして拭いてもよいでしょう。こうすると、冷蔵庫そのものに殺菌効果が期待でき、庫内のすき間にカビが広がりません。上記の精油は香りが穏やかなので、掃除を終えて再び庫内に食品を戻すときも匂いが気になりません。

キッチンの掃除に使いたい相乗作用のあるブレンド

下の精油を混ぜ合わせ、暗い色のガラスビンに入れておきます。ワークトップ、食器棚、シンク、タイル、塗装面、床の掃除をするときに、環境に配慮した洗剤に、ブレンドした精油を6滴加えて使ってください。

* レモン　12滴
* パルマローザ　30滴
* パイン　6滴
* スウィートタイム　12滴

アロマ洗剤

香りがさやわかで、環境にやさしい洗剤を作りましょう。ココナッツオイルをベースにした植物性洗剤の500ml入りボトルに、グレープフルーツ、レモン、ライム各5滴とマンダリン10滴を加えます。精油の自然な香りによって元気が出るので、食器洗いが楽しくなります。

衣類の洗濯と乾燥

洗濯機洗いなら、無香の柔軟剤にお好みの精油を3～5滴加えます。

※

乾燥機を使うときは、精油3～5滴をしみ込ませた小さめの木綿のハンカチを衣類と一緒に入れます。さわやかな香りをつけるなら、ゼラニウム、グレープフルーツ、ラベンダーがおすすめです。

※

衣類に、たばこなどの不快な匂いがしみついてしまった場合は、洗濯と乾燥に、クラリセージ、サイプレス、パインの3種類を使ってみてください。

住まいに活かすアロマセラピー

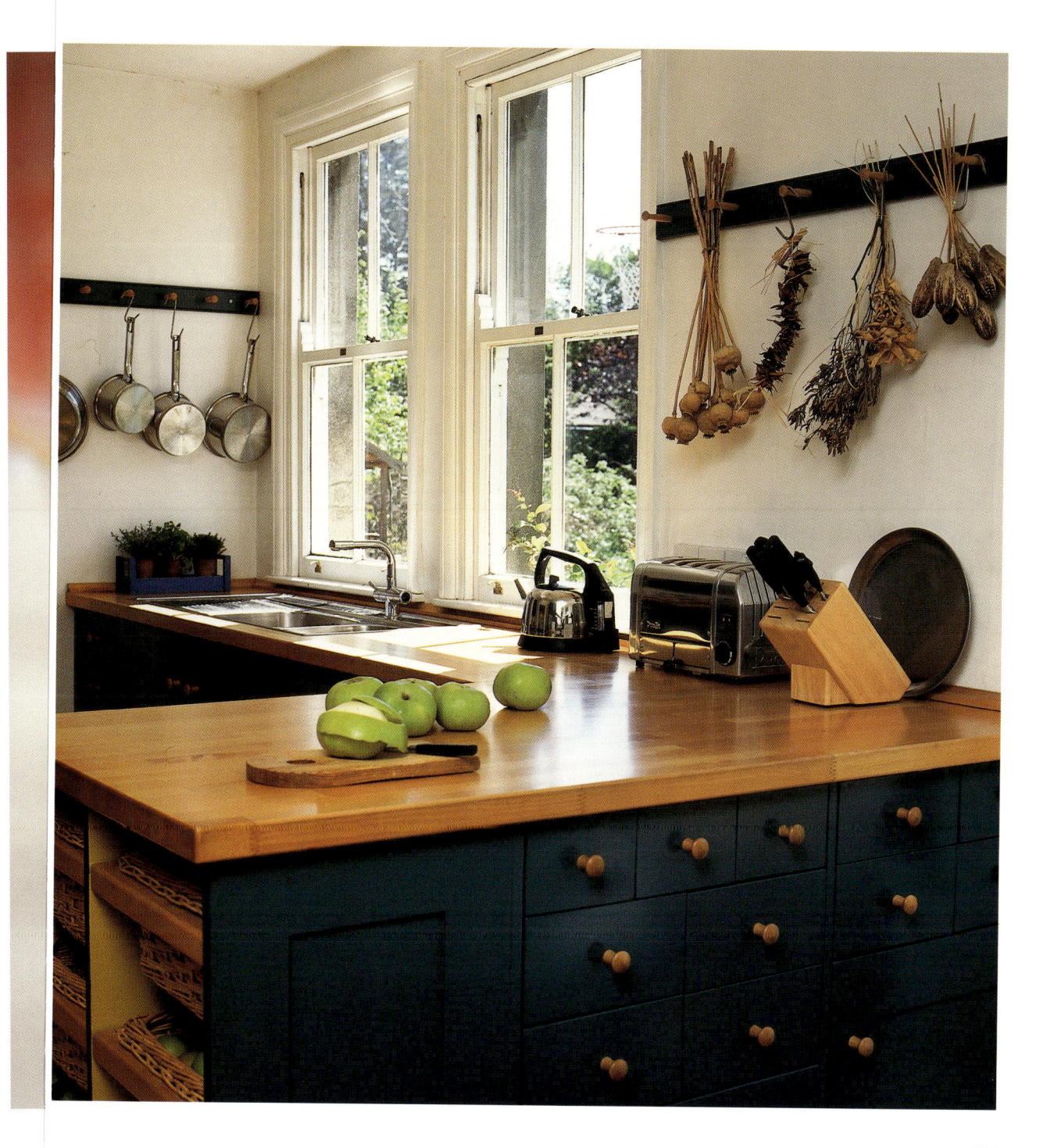

住まいに活かすアロマセラピー

リビングルーム

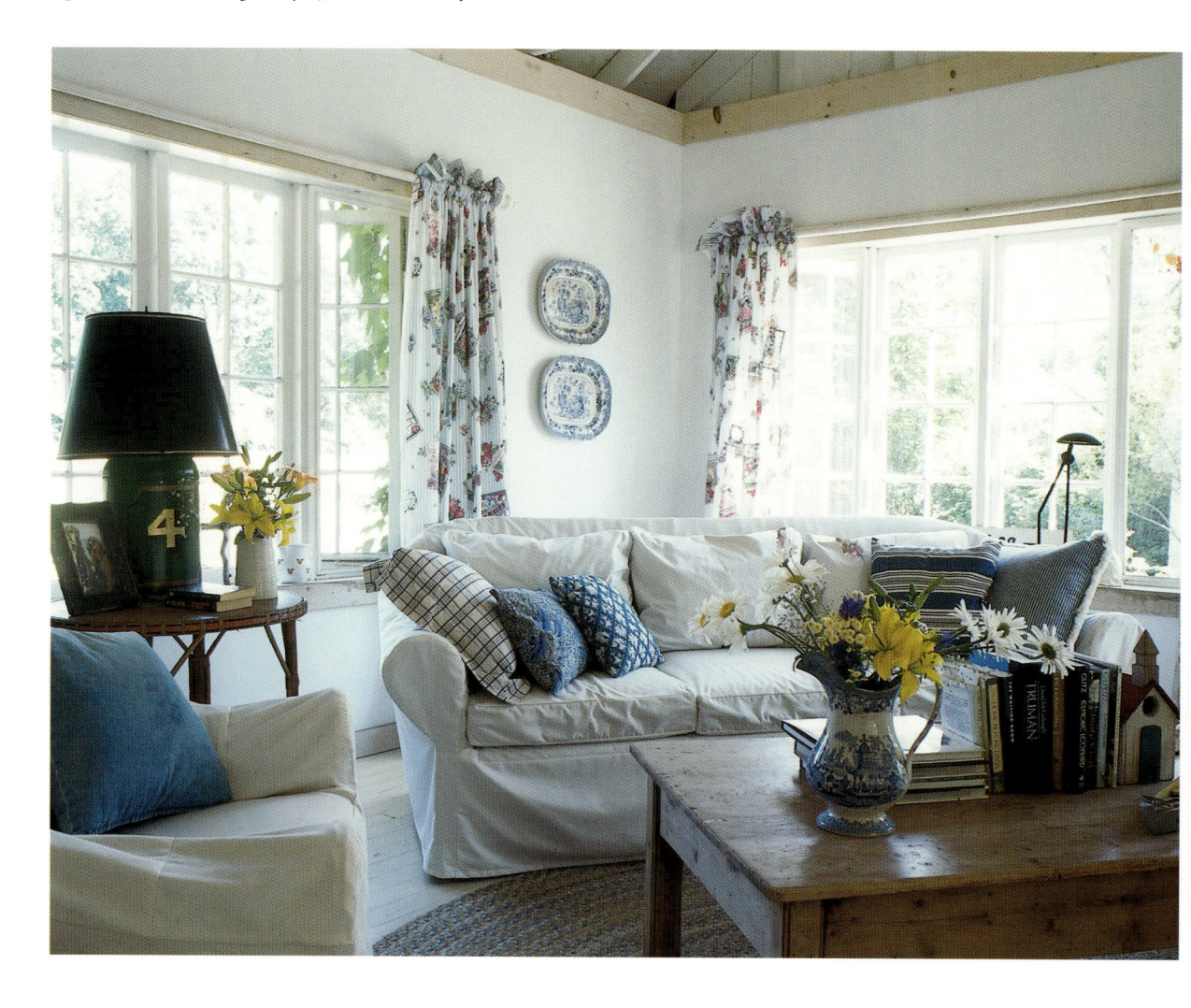

　リビングで合成の芳香剤や消臭剤を使っているなら、精油で代用しましょう。精油の香りは、くつろぎと刺激という2つの作用をもたらしてくれます。

　園芸用のスプレーボトルを使って、精油のルームスプレーを作り（P.105参照）家具、カーテン、カーペットを掃除しましょう。ただし、木部、ベルベット、シルクは、水じみができる場合がありますので、スプレーを避けてください。

おすすめの精油

　ベルガモット、シダーウッド（アトラス、バージニア）、クラリセージ、サイプレス、エレミ、ラベンダー、レモングラス、パチュリ、パイン、ローズ、サンダルウッド

住まいに活かすアロマセラピー

使い方

カーペット・クリーナー

リフレッシュ効果の高いブレンドです。空気中の病原菌を死滅させる作用があり、虫よけとしても使えます。

* 重曹　225g
* エレミ　20滴
* レモングラス　10滴
* パチュリ　10滴

相乗作用のある3種類の精油を重曹に混ぜてください。密封容器に入れ、24時間以上おいておきます。このミックスをカーペットに振りかけ、30分後に掃除機をかけます。吸い込んだ塵（ちり）は、掃除機いっぱいになるまで捨てないでください。精油の芳香が掃除機の中に広がり、掃除するたびに、よい香りが漂うからです。

家具のポリッシュ

* 未精製の黄色いビーズワックス　25g
* テレビン油（松ヤニ油）　125ml
* ラベンダー　13滴
* パチュリ　2滴

ビーズワックスをすりつぶします。お湯を入れた鍋にボウルを浮かべてビーズワックスを入れ、完全に溶けるまで弱火で熱します。火からおろしたら、固まり始める前にテレビン油に加えてかき混ぜます。充分に混ざり合うよう注意してください。そのあと精油を加えてかき混ぜます。冷めたら、しっかりふたの閉まるガラスビンに移します。使うときは、ごく少量を布に取って家具につけ、きれいな雑巾で磨きあげてください。

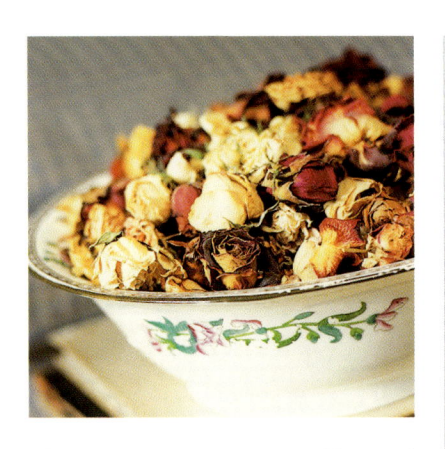

注意：テレビン油は引火しやすいため、湯煎しているボウルにテレビン油を加えることは絶対に避けてください。

ルーム・フレッシュナー

温もりがあり、心を落ち着かせるブレンド。

* ローズ・フローラルウォーター　300ml
* ベルガモット　3滴
* クラリセージ　5滴
* サンダルウッド　2滴

さわやかで清潔感があり、元気の出るブレンド。

* ペパーミント・フローラルウォーター　300ml
* シダーウッド　3滴
* サイプレス　5滴
* パイン　2滴

ポプリ

様々な材料を集めて、ポプリを手作りしてみましょう。材料には次のものが使えます。ドライハーブ、かんなくず、ドライフルーツとその種、葉、ナツメグ、ナッツ、松かさ、シナモンスティック、クローブ、花びら。

❋

柑橘類の皮をポプリに加えると、さらに香りが引き立ちます。皮をふきんで包み、電子レンジに数秒かけて乾燥させます。この方法で乾かすと、皮がカールして形よく仕上がり、すぐにポプリに加えることができます。

❋

ポプリの作り方

* オリスルート・パウダー大さじ1杯に、お好みの精油10滴を加えて混ぜ合わせます。

* このパウダーのミックスに、300gのポプリを加えてチャックのついたポリ袋に入れます。

* 2日間おいて、ポプリに精油の香りをつけます。できあがったポプリを美しい深皿に飾ってください。

住まいに活かすアロマセラピー

バスルーム

バスルームは、いつも清潔に保ち、細菌の繁殖を抑える必要があります。バスルーム内にトイレがある場合はなおさらです。次に紹介する相乗作用のある精油ブレンドは、殺菌・消毒効果にすぐれており、カビを生えにくくします。すがすがしい清潔なバスルームになったら、精油を使った入浴を楽しみましょう。使う精油によって、リラクセーションを促したり、五感を刺激することができます。

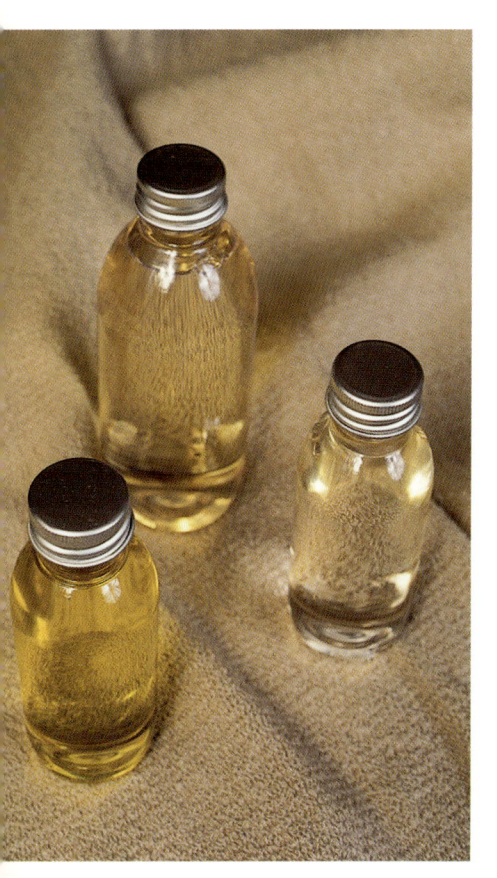

おすすめの精油

ベルガモット、ローマンカモミール、エレミ、ジャスミン、ラベンダー、レモン、ライム、ニアウリ、スウィートオレンジ、ティートリー、スウィートタイム、イランイラン

使い方

バスルーム用洗浄剤
* 水　300㎖
* エレミ　10滴
* レモン　10滴
* ライム　10滴
* ニアウリ　10滴
* ティートリー　10滴
* スウィートタイム10滴

すべての材料を混ぜ合わせて、スプレーボトルに入れます。ボトルを振ってから、トイレ、洗面所、浴槽、シャワー、シャワーカーテンのまわりにスプレーしましょう。数分おいたら洗い流します。このブレンドは、タイルやシャワーカーテンのカビ取り効果もあります。

精油の拡散

安全性を考え、水回りには電気ディフューザーを使わないようにします。一般的なオイルバーナーを使うか、トイレットペーパーの紙芯に精油をたらしてみてください。ベルガモット、パイン、レモン、ライムの精油が最適です。

> ### バスフォームとバスミルクのベース
>
> 入浴材を手作りするなら、無香のフォームバスやミルクバスのベースが必要です。アロマセラピー用品の専門店で手に入ります。
>
> ❋
>
> ミルクバスは、泡を立てずにお湯に広がるため、精油を加えるのに向いています。フォームバスよりも肌にやさしいので、幼児や赤ちゃんの入浴に精油を加えるときは、こちらをおすすめします。

入浴剤

次に紹介する入浴用のブレンドは、バスルームの色に合う、または引き立つ色のボトルに入れておきましょう。そうすれば、バスルームに飾っておいても素敵です。

* リラックス効果のあるブレンド：フォームバスまたはミルクバスのベース500㎖、ベルガモット12滴、ローマンカモミール16滴、ジャスミン2滴。

* 官能的なブレンド：フォームバスまたはミルクバスのベース500㎖、ラベンダー15滴、スウィートオレンジ10滴、イランイラン5滴。

住まいに活かすアロマセラピー

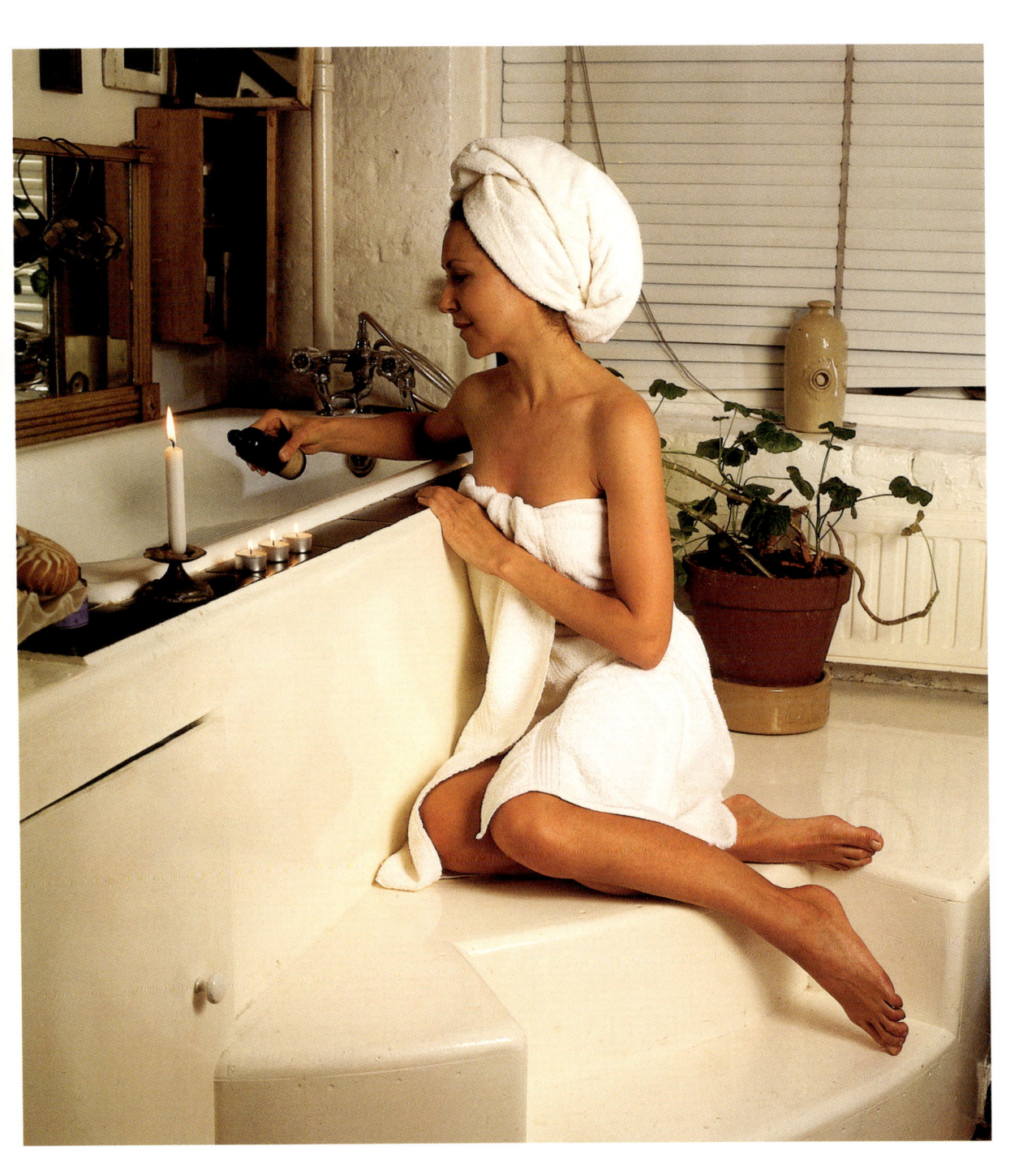

寝室

寝室は、平和、安らぎ、安定、愛情を連想するスペースです。ソフトで明るい色を使い、花や香りのクッションで寝室を満たしたいものです。寝室に落ち着いたムードを与えてくれる精油には、クラリセージ、ジャスミン、ローズ、イランイランがあります。これらの精油を組み合わせ、寝室に毎日スプレーしてもかまいません。

おすすめの精油

ベルガモット、ローマンカモミール、クラリセージ、ジャスミン、ラベンダー、ネロリ、サンダルウッド

使い方

アロマクッション

精油の香りをつけたドライハーブを詰めてベッド用クッションを作りましょう。布の3辺を縫って、精油で香りづけしたハーブを詰め、口を縫い閉じます。このクッションを、やわらかい詰め物と一緒にカバーに入れてクッション性をもたせます。最後に、おしゃれなカバーをかけて、ベッドに置きましょう。クッションにもたれる度に、香りが一気に広がります。香りが消え始めたら、ハーブに精油を加えて、詰め直しましょう。

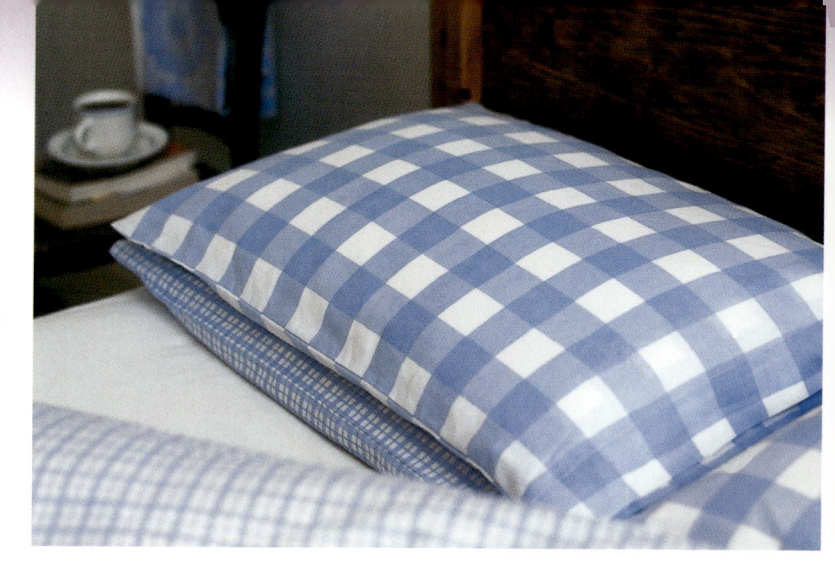

ベッドリネンに香りをつける

シーツ類を乾燥用戸棚に入れている間に、精油で香りづけすることができます。お好みの精油を帯状にカットした布に適量たらして、リネンの間にはさんでおきます。こうすると、布の帯からリネンに香りを移すことができます。

寝室に向く、相乗作用のあるブレンド

ルームスプレー（P.105参照）、アロマクッション、ベッドリネンの香りづけのいずれにも使えるブレンドです。

＊「深い眠り」：ローマンカモミール、ラベンダーを各3滴、ネロリ2滴、サンダルウッド1滴。

＊「ロマンス」：ベルガモット3滴、クラリセージ6滴、ジャスミン1滴。

衣類と靴の収納に

衣類を清潔に保ち、防虫効果もあるすぐれた精油のブレンドをご紹介しましょう。シトロネラ2滴、ラベンダー3滴、レモングラス2滴です。この3種類の精油をたらした化粧用のコットンボールを、クローゼットならハンガーで吊り下げ、引き出しなら、衣類の間にはさみます。または、吸収性のよいキッチンペーパーに精油をしみ込ませ、引き出しの底に敷いてもよいでしょう。

※

靴に香りをつけましょう。レモングラス5滴をしみ込ませたコットンボールを靴の中に入れて一晩おきます。翌日は、靴にさわやかで清潔な香りがついているでしょう。

住まいに活かすアロマセラピー

子どもの寝室

　ここは子どもたちの部屋であり、子どもの個性が表れる場にすべきです。ですから、子ども部屋の装飾に、親の好みを押しつけることはできません。自分自身で装飾のアイディアを出し、自分のスペースに興味をもつよう仕向けてあげましょう。このようにすると、子どもは自分の部屋にプライドをもち、いつもきれいに片づけるようになります。香りは、生活の中で重要な要素です。子どもに安心と幸せを感じさせてあげたいと思うなら、子ども部屋に香りを取り入れてください。香りによって心が明るくなり、その影響は、大人になるまで続くことでしょう。レモン、ライム、マンダリン、スウィートオレンジは、ほとんどの子どもが好む香りです。

　子どもが小さいうちから、手作りモビール（作り方は左をご覧ください）で部屋を飾りましょう。お好みのクッション、布のおもちゃ、紙製品には、簡単に香りをつけることができます。香りづけしたい物を、精油をたらしたコットンボールと一緒にポリ袋に入れて1〜2日おいておくだけ。香りがついたら、子ども部屋に飾りましょう。

勉強部屋としての寝室

　子どもがティーンになれば、寝室を勉強部屋として使う必要が出てきます。この時期は子どもにとって、感情的になりやすくストレスが多いものです。勉強している間だけ、精油を部屋に拡散させるようすすめてください。精油を拡散させると、長期記憶を保存する大脳新皮質が、香りと学習とを結びつけます。勉強に最適なブレンドは、バジルとローズマリーです。3滴ずつ、ディフューザーやアロマランプで部屋に拡散させてください。特に苦手な科目を復習するとき、このブレンドは記憶力を高めてくれます。バジルとローズマリーを1滴ずつハンカチにたらして、試験中に匂いをかぐと、以前に勉強した内容がよみがえってきます。

　この時期は、くつろぐことも大切かもしれません。子どもがリラックスしているときは、香りをくつろぎの効果があるものに換えましょう。ベルガモット2滴、フランキンセンス1滴とプチグレン3滴のブレンドをおすすめします。このブレンドは、不安を抑え、眠りを誘います。

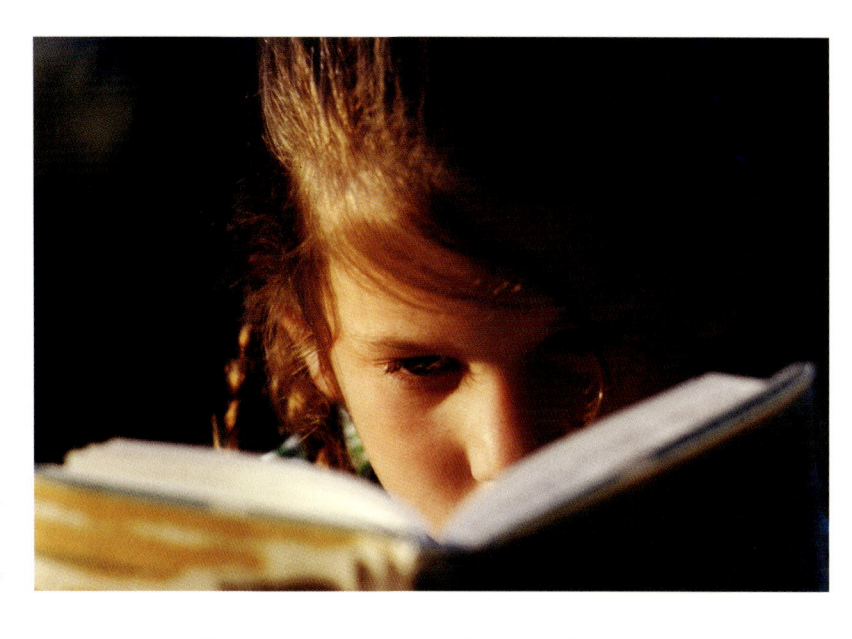

手作りモビール

水と小麦粉を練ってペースト状にし、子どもの好みの精油を数滴加えます。このペーストで楽しい形を作り、モビールのパーツを作ります。各パーツに温めた針で穴を開け、乾かしてから色を塗ります。絵の具にも精油を加えて香りを定着させます。金属かボール紙で作った骨組みに、糸かひもでパーツを結びつけ、モビールを部屋に吊り下げます。部屋の自然な熱で、香りが室内に広がるでしょう。

精油リスト

名前	ノート	抽出部分	特性、効能	使用上の注意
アンジェリカ Angelica archangelica	ベース	種、根	疲労、偏頭痛、神経の緊張、ストレスを原因とする不調、筋肉痛、毒素の蓄積、つやがなく、うっ血した肌に効果がある。	強い光毒性がある。つけた部分を日光に当てない。
バジル Ocimum basilicum ct. linalol	トップ	開花中の花部、葉	虫さされ（蚊、スズメバチ）、痛風、筋肉痛、リウマチ、気管支炎、咳、耳の痛み、副鼻腔炎、消化不良、腸内ガス、吐き気、けいれん、月経不順、風邪、発熱、インフルエンザ、感染症のケアに。	希釈率は、2％を越えないようにする。
ベイ Pimenta racemosa	トップ	乾燥葉	筋肉痛、神経痛、リウマチ、血行不良に効く。あらゆる髪のコンディションと頭皮のケアにすぐれた効果がある。免疫系を強化する。	アスピリン、ヘパリン、ワルファリンを服用している場合は、使用不可。
ベンゾイン Styrax benzoin	ベース	樹脂	温める作用が強い。乾燥肌、ひび割れた肌のケアに。肺を強壮し、気管支炎、喘息、咳、風邪、喉頭炎といった呼吸器系疾患に効果がある。鎮静と高揚の両作用があるため、元気がでないときや軽いうつ状態にも有効。	
ベルガモット Citrus bergamia	トップ	果皮	鎮静しながら、高揚させる。主に感染症、うつ、不安に用いられる。スキンケア効果にすぐれ、乾癬、ニキビ、湿疹、静脈瘤潰瘍の症状をやわらげる。膀胱炎の予防と治療に役立つ。	光毒性がある。つけた部分を日光に当てない。
カユプテ Melaleuca leucadendron	トップ	葉、小枝	リウマチ、関節炎、筋肉痛、痛風、静脈瘤、虫さされ、脂性肌のケアに。喘息、カタル、便秘、腸内ガスをすっきりさせる。免疫系を強化する。	妊娠中の使用には注意が必要。
カモミール、ジャーマン Matricaria chamomilla	ミドル	乾燥花	皮膚のアレルギー、外傷、潰瘍、湿疹、敏感肌、真菌感染（水虫など）をはじめ、あらゆる皮膚症状に効果がある。炎症を起こし、腫れた関節にも有効。	
カモミール、ローマン Chamaemelum nobile	ミドル	花	鎮静作用。生理痛、関節炎、神経痛、頭痛、湿疹、皮膚炎、ニキビ、アレルギー症状に効果的。乾燥し、かゆみのある肌に向く。皮膚の洗浄にも使える。子どもも安全に使用できる。	妊娠初期は使用を避ける。
カルダモン Elettaria cardamomum	トップ〜ミドル	乾燥させた完熟の実	心を温かくする。消化器のけいれん、差し込み、腸内ガス、胸やけをやわらげる。	
キャロットシード Daucus carota	トップ〜ミドル	種	皮膚炎、湿疹、乾癬といった皮膚症状のケアに向く。成熟肌に栄養を与える。	
シダーウッド、アトラス Cedrus atlantica	ベース	木部	神経と腺の機能を強化するため、身体をバランスの取れた状態に回復させる。殺菌、利尿作用があるため、セルライトの解消を助ける。筋肉痛をやわらげ、気管支炎とカタルの症状を楽にする。皮膚の調子を整える。ニキビに効果的。	

精油リスト

名前	ノート	抽出部分	特性、効能	使用上の注意
シダーウッド、バージニア *Juniperus virginiana*	ベース	木部	すぐれた殺菌効果をもつ。ニキビ、フケ、湿疹、潰瘍、脂性肌に有効。	
セロリシード *Apium graveolens*	トップ～ミドル	実、種	中枢神経を鎮静、強壮する。毒素を浄化する。消化器と生殖器の強壮作用がある。	妊娠中は使用を避ける。
シナモンリーフ *Cinnamomum zeylanicum*	ベース	葉	消化器に効果的。けいれん、差し込み、腸内ガス、下痢、吐き気を静める。胃液の分泌を促す。リウマチによる関節の痛みや筋肉のけいれんを落ち着かせる。	妊娠中は使用を避ける。強力なので慎重に使用する。
シトロネラ *Cymbopogon nardus*	トップ	葉	すぐれた虫よけ効果がある。消臭と刺激作用が、汗ばんだ足、疲れた足のリフレッシュに効果的。	皮膚の過敏症を引き起こすことがある。
クラリセージ *Salvia sclarea*	トップ	花	幸福感をもたらす。うつ、パニック状態、月経不順、けいれん、月経前症候群、高血圧、生理痛に有効。筋肉の弛緩作用にすぐれている。鎮静作用が緊張をほぐし、頭痛や偏頭痛をやわらげる。コモンセージ（学名：*Salvia officinalis*）は、アロマセラピーでは使わないので、混同しないように注意。	妊娠初期は使用を避ける。
クローブ *Syzygium aromaticum*	ベース	つぼみ	鎮痛作用。リウマチ性関節炎、歯痛、神経痛、歯肉の感染症、感染を起こしたニキビ、潰瘍、外傷。殺菌作用。膀胱炎、下痢、副鼻腔炎をはじめ、病気の予防効果がある。クローン病や免疫力低下に対する効果が期待できる。ホルモンに似た作用があり、甲状腺のアンバランスに効果的。	使用量が多いと、皮膚を刺激する。
コリアンダー *Coriandrum sativum*	トップ	実、種	偏頭痛、神経痛、神経疲労、筋肉痛、毒素の蓄積、血行不良に効果的。免疫系の強壮作用がある。	
サイプレス *Cupressus sempervirens*	ミドル	葉、球果	殺菌、利尿作用。血液の循環、セルライト、静脈瘤に有効。皮膚を整え、毒素の排出を進める。わずかに収れん作用もあるため、脂性肌に向く。	
エレミ *Canarium luzonicum*	ミドル～ベース	樹皮	風邪とインフルエンザに効く。殺菌作用があるため、膿んだ傷にも効果的。	
ユーカリ・シトリオドラ *Eucalyptus citriodora*	トップ	葉	虫よけ作用。水虫のような皮膚の真菌感染と、フケに効果がある。	皮膚の過敏症を引き起こすことがある。
ユーカリ・グロブルス *Eucalyptus globulus*	トップ	葉	刺激、殺菌、抗炎症作用。気管をケアし、副鼻腔炎や鼻風邪に効き目がある。リウマチ、関節炎、筋肉痛をやわらげる。	シネオールの含有量が多いので、乳幼児への使用は不可。

精油リスト

名前	ノート	抽出部分	特性、効能	使用上の注意
ユーカリ・スミシー Eucalyptus smithii	トップ	葉	痛みのある筋肉を温めて、頭痛、偏頭痛をやわらげる。風邪、カタル、咳、副鼻腔炎、喘息に効果がある。	
フェンネル Foeniculum vulgare	ミドル	種	浄化作用にすぐれ、組織から毒素を取り除く。二日酔いに効果的。利尿作用があり、ダイエットやセルライトの解消に役立つ。消化器の強壮作用があるため、消化不良、便秘、腸内ガスをすっきりさせる。月経前症候群、月経不順、更年期障害、性的反応の低下に効果的。皮膚を清浄にし、整える作用もある。	乳幼児にはおすすめしない。妊娠中は使用を避ける。てんかんの人は使用不可。アルコール中毒、肝臓病の人は避けたほうがよい。フェンネルにはアネトールが含まれているため、パラセタモールを服用している人は避けたほうがよい。)
フランキンセンス／オリバナム Boswellia carteri	ベース	樹皮	調整作用。ストレスと神経の緊張をやわらげる。小じわを防止する美顔オイルとして利用できる。リウマチ性関節炎や喘息に効果がある。	
ガルバナム Ferula galbaniflua	トップ	樹皮	ストレスの軽減。痛みと血行不良に効果的。皮膚の調子を整え、ニキビや傷跡のある肌、化膿している組織を清浄にする。	
ゼラニウム Pelargonium graveolens	ミドル	花、葉	バランスを取る。生理痛、更年期障害、気分の揺れ、単純疱疹、帯状疱疹、皮膚病、不安に効果がある。身体に活力を与え、ホルモンバランスを整える。	皮膚が弱い人は、過敏症を起こすことがある。
ジンジャー Zingiber officinale	トップ	根茎	カタル、うっ血、咳、喉の痛み、下痢、差し込み、けいれん、腸内ガス、消化不良、食欲不振に効果的。痛みのある筋肉を温めるので、関節炎や血行不良にも効果がある。悪寒、風邪、インフルエンザに。神経疲労をやわらげる。	
グレープフルーツ Citrus paradisi	トップ	果皮	幸福感をもたらす。リフレッシュ作用、抗うつ作用、免疫系、リンパ系の刺激作用。セルライトの解消に効果的。	光毒性がある。つけた部分を日光に当てない。
ホーリーフ Cinnamomum camphora ct. linalol	ベース	木部、葉	ニキビ、皮膚炎、傷跡、外傷、しわ、その他のスキンケアに。ホーウッドはアロマセラピーでは使わないので、混同しないよう注意。	
イモーテル Helichrysum angustifolia	ミドル〜ベース	花	うつ、ショック、恐怖感、病的恐怖症に効果的で、鎮痛剤としても幅広く利用できる。細胞再生作用があるため、傷跡、ニキビ、皮膚炎、膿みをもった皮膚に有効。風邪やインフルエンザにも効果がある。	

精油リスト

名前	ノート	抽出部分	特性、効能	使用上の注意
ジャスミン・アブソリュート *Jusminum grandiflorum*	ベース	花	心を温めて、高揚させ、幸福感をもたらす。うつ症状、産後うつ、自信の欠如、感情のアンバランスに有効に作用する。乾燥肌に水分を与え、穏やかにする。	妊娠中は使用しない。
ジュニパーベリー *juniperus communis*	ミドル	実	神経を浄化し、刺激を与え、強化する。利尿作用、殺菌作用ともに強力で膀胱炎、セルライト、むくみに効果的。毒素を排出し、身体を清浄にする。尿酸を排出するので、関節炎、リウマチ、痛風に効き目がある。脂性肌とうっ血した肌を整え、ニキビ、毛穴の詰まり、皮膚炎、湿潤性の湿疹、乾癬、腫れの症状を改善する。	腎臓を強く刺激するので、妊娠初期は避けたほうがよい。
ラバンジン *Lavandula x intermedia*	トップ	花	血液の循環、呼吸器と筋肉の諸症状に効果的。	成分にカンファーの割合が高い（真正ラベンダーよりも高い）ため、慎重に使用する。妊婦、てんかん、熱のある人は使用を避ける。
ラベンダー *Lavandula angustifolia*	ミドル	花	全精油の中で、もっとも用途が広い。生育した場所によって、同じ種でも特性が異なる。鎮静、殺菌、抗生、抗ウイルス、抗真菌作用。火傷、すり傷、咳、風邪、インフルエンザ、ストレス、吐き気、潰瘍、ニキビ、喘息、虫さされ、リウマチ、関節炎、頭痛、偏頭痛、不眠症をケアする。	妊娠初期は使用を避ける。
ラベンダー、スパイク *Lavandula latifolia*	トップ	花	頭の重さを取り、五感を穏やかにしながら、注意力を増す。特に、カタル性の気管支炎や頭痛に効果的。免疫系を強化してウイルスの攻撃から身を守る。筋肉痛にすぐれた作用がある。抗真菌作用があり、皮膚を清浄にする。	成分に、カンファーの割合が高い（真正ラベンダーよりも高い）ため、慎重に使用する。妊婦、てんかん、熱のある人は使用を避ける。
レモン *Citrus Limon*	トップ	果皮	不安、うつ、混乱状態を落ち着かせる。病中、病後の気分を明るくし、力を与える。免疫系と神経系を刺激する。血液とリンパ系の浄化を助ける。肝臓、胆嚢、すい臓、循環器の強壮作用。殺菌効果があり、傷や感染症を癒す。消化促進作用。体内での毒素やコレステロールの蓄積を防ぐ。	光毒性がある。つけた部分を日光に当てない。

精油リスト

名前	ノート	抽出部分	特性、効能	使用上の注意
レモングラス Cymbopogon citratus	トップ	葉	すぐれた虫よけ作用をもつ。消臭、殺菌作用があるため、水虫や多汗に効果的。	
ライム Citrus aurantifolia	トップ	果皮	不安とうつの症状をやわらげる。病後の回復期に使用するとよい。	光毒性がある。つけた部分を日光に当てない。
マンダリン Citrus reticulata	トップ	果皮	神経疲労、むくみ、脂性肌、うっ血した肌に効果的。妊娠線のケアにも役立つ。	
マヌカ Leptospermum scoparium	トップ	葉、果皮	心と身体を温め、元気づける。瞑想に向く精油。リウマチ性関節炎、ニキビ、皮膚炎、アレルギー性の発疹、気管支炎、副鼻腔炎、喘息に有効。	若干、皮膚を刺激する。原液のままつけると、皮膚が赤くなったり、ひりひりすることがある。
マジョラム、スパニッシュ Thymus mastichina	ミドル	葉	副鼻腔炎、カタル、ウイルス性と細菌性の感染症。筋肉を温め、浄化する。	
マジョラム、スイート Origanum majorana	ミドル	開花中の花部	鎮静作用があり、喘息、便秘、高血圧に効く。性欲を抑える。筋肉のけいれん、偏頭痛、筋肉の痛みに効果的。	妊娠初期は使用を避ける。
メイチャン／リツェア・クベバ Litsea cubeba	トップ	実	高揚、刺激作用がある。心臓と呼吸器を強壮する。冠状動脈性の心臓病に有効。油っぽい肌と髪を調整する。	過敏な肌、傷のある肌、皮膚炎を起こしている肌につけない。2歳未満の子どもにも使用しないこと。
メリッサ、真正 Melissa officinalis	ミドル	花、葉	神経系をなだめる作用があり、不眠に効く。胃けいれん、吐き気、つわりによるむかつきなど、消化器の不調に効果がある。	
ミルラ Commiphora myrrha	ベース	茎、枝	殺菌、抗真菌効果がある。傷の治癒を助け、喉、口、歯肉のケアに向く。消化を促進する。喘息、風邪、カタル、喉の痛みなど、消化器系の疾患を助ける。老化した肌の若返りを促す。	妊娠初期は使用を避ける。
マートル Myrtus communis	ミドル	葉、小枝	喘息、気管支炎、カタル症状、持続性の咳、風邪、インフルエンザ、感染症に有効。	
ネロリ Citrus aurantium var. amara	ベース	花	自信と自尊心を高める。リラクセーション作用があり、精神的なストレスと不安をやわらげる強力な助剤。恐怖、うつ、深い悲しみ、ショック、ヒステリー症状をやわらげる。くつろぎをもたらし、穏やかで性欲を刺激する。深く、心地よい眠りを誘うので、不眠症の解消に役立つ。皮膚を静め、若返りを促す。	

精油リスト

名前	ノート	抽出部分	特性、効能	使用上の注意
ニアウリ Melaleuca viridiflora	トップ	葉、枝	組織を活性化する。局所的な血行を促す。白血球を増やし抗体の活動を促すため、感染症に有効。体調の悪いときに役立つ。免疫系を強化するので、病気のかかり始めに使うとよい。胸部の感染症、気管支炎、インフルエンザ、肺炎、百日咳、喘息、副鼻腔炎、カタル、喉頭炎、尿路感染症に効果的。スキンケアに使うと、組織を引き締め、治癒を助ける。	妊娠中と乳幼児には、慎重に使用する。
オレンジ、ビター Citrus aurantium var.amara	トップ	果皮	頭脳を明晰にし、感情のバランスを取る。便秘に効き目があり、筋肉のけいれん、リンパ液の排出、むくみに効果的。	光毒性がある。つけた部分を日光に当てない。
オレンジ、スイート Citrus aurantium var. sinensis	トップ	果皮	鎮静させ、温める作用があるため、うつ状態や神経の緊張に有効。風邪、インフルエンザ、むくみ、肥満に効果がある。気管支炎の症状をやわらげ、胃を穏やかにする作用があり、便秘や消化不良に役立つ。	
パルマローザ Cymbopogon martiniii	トップ	葉	頭脳を明晰にする。皮膚に対する殺菌、水分補給、鎮静作用がある。皮膚細胞を活性化し、再生する。ニキビをはじめとする皮膚のトラブルに効果的。消化を促す。抗ウイルス作用。	
パチュリ Pogostemon pathouli	ベース	葉	性欲亢進作用があり、インポテンスや不感症に効果がある。無気力、混乱、うつ症状を軽減し、ストレスと不安をやわらげる。鎮静、殺菌、抗菌、抗真菌作用。皮膚細胞を再生させるため、老化した肌、ひび割れた肌、ニキビ、フケ、湿疹、その他の皮膚のトラブルに有効。	
ペッパー、ブラック Piper nigrum	ミドル	実	脳と神経を刺激、強化して、スタミナを与える。骨格筋を強壮する。筋肉の痛みに効果があり、激しい運動を行う前に使うとよい。食欲を刺激し、腸内ガスを追い出す。血行促進作用も期待できる。呼吸器系疾患に有効。	
ペパーミント Mentha x piperita	トップ	葉、開花中の花部	リフレッシュ作用があり、脳を刺激し、集中力を高める。乗り物酔い、頭痛、吐き気にすぐれた効果がある。消化器の不調にたいへんよく効く。発熱、風邪、インフルエンザにも効果的。皮膚を殺菌し、清浄にする。筋肉痛、関節痛、生理痛をやわらげる。	乳幼児には使用不可（喉頭部がけいれんを起こし、閉じてしまうことがあるため）。皮膚を刺激することがある。ホメオパシーの療法を受けている場合は、使わないこと。

精油リスト

名前	ノート	抽出部分	特性、効能	使用上の注意
プチグレン、オレンジ Citrus aurantium var. amara	ミドル	葉	頭脳を明晰にし、精神疲労をやわらげる。不眠の解消に役立ち、消化を促進する。神経を鎮静させる。皮膚の強壮作用があるため、ニキビや吹き出物の治療効果も期待できる。	
パイン Pinus sylvestris	トップ	針葉	心身の疲労に効果的。血行不良、気管支炎、カタル、喘息、副鼻腔炎の症状をやわらげる。空気中の病原体を死滅させるので、感染症の流行時に室内に拡散させると、たいへん効果がある。	
ラバンサラ Ravensara aromatica	ミドル	葉	免疫系を強壮し、腺熱に有効。抗真菌、殺菌作用。水ぼうそう、ヘルペス、筋肉痛の症状をやわらげる。気管支炎、インフルエンザ、副鼻腔炎、百日咳にも効果的。	
ローズオットー Rosa damascena	ベース	花	穏やかに性欲を高め、インポテンスや不感症の改善を助ける。緊張をほぐし、抑うつ、産後うつ、深い悲しみをやわらげる。女性の生殖機能を整える作用があり、特に子宮に有効。循環器、神経、消化器に強力な強壮効果を与える。皮膚細胞の再生を助けるため、皮膚のトラブルとスキンケア全般に役立つ。	
ローズマリー Rosmarinus officinalis	ミドル	開花中の花部、葉	刺激作用。筋肉痛、血行不良、リウマチによる症状、心身の疲れ、低血圧、抜け毛に効果的。	てんかん、高血圧、妊娠初期の人は使用しない。肝臓病の傾向がある人は、常用しないこと。
サンダルウッド Santalum album	ベース	樹芯	深く安らかな瞑想を促す。リラックスと鎮静作用があり、うつの症状、ストレス、恐怖感をやわらげる。性欲を高める。免疫系を刺激強化し、尿路感染症に有効。喉の痛みを鎮め、喉頭炎、気管支炎の症状をやわらげる。乾燥肌を癒し、水分を与える。脂性肌とニキビ肌の殺菌と収れんに。	
タジェティーズ Tagetes glandulifera	ミドル	花	抗真菌作用があり、カンジダ症に有効。カタル性の感染症、外傷の治癒、気管支炎と咳に効果的。	赤ちゃんと子ども、妊娠中は使用しない。光毒性がある。つけた部分を日光に当てない。

精油リスト

名前	ノート	抽出部分	特性、効能	使用上の注意
ティートリー Melaleuca alternifolia	トップ	葉	刺激作用。カンジダ菌による感染症、爪床の感染症、水虫、単純疱疹、口内の潰瘍、免疫系、ニキビ、吹き出物、虫さされ、噛み傷に効果がある。呼吸器に有益で、風邪、インフルエンザ、喘息、気管支炎をやわらげる。抗真菌作用があるため、膣カンジダ症に効果を上げる。概して、性感染症全般に有益。尿路の殺菌作用もあり、膀胱炎などの症状をやわらげる。	使いすぎると、皮膚の敏感な部分に刺激を感じることがある。
タイム、レッド／タイム・チモール Thymus vulgaris ct. thymol	トップ	花、葉	抗菌、抗真菌作用。ニキビ、膿瘍、皮膚のトラブル、循環器の不調、抜け毛、腸内ガス、消化不良、痰、副鼻腔炎、喘息、疲労、高血圧、うつ、神経過敏、不安に効果的。温める作用があるので、リウマチやこわばった関節にも有効。	高血圧の人は使用しない。皮膚を刺激する。
タイム、スウィート Thymus vulgaris ct. geraniol, ct. linalol	トップ	花、葉	気管支炎、副鼻腔炎、膀胱炎、リウマチ、乾性と湿潤性の湿疹、乾癬、喉の痛み、扁桃腺炎、差し込み、膿みをもったニキビに効果的。ウイルス性疾患にかかりやすい人、疲れやすく、不眠になりやすい人に向く。	
バレリアン Valeriana officinalis	ベース	根茎、根	不眠症、偏頭痛、焦燥感、神経の緊張に役立つ。高血圧と神経性の消化不良に効果がある。	
ベチバー Vetiveria zizanioides	ベース	根	感染症全般、感染性の皮膚疾患、ニキビ、月経不順（または停止）、糖尿病に有効。	
ヤロー Achillea millefolium	ベース	乾燥させた花部	不眠、ストレスを原因とする諸症状、高血圧、ニキビ、湿疹、外傷、風邪、発熱、インフルエンザに効果のある、万能な精油。	妊娠初期は使用を避ける。
イランイラン Cananga odorata	ベース	花	気分をくつろがせ、性欲を高めたり、幸福感をもたらす。高血圧、インポテンス、不感症、月経前症候群、うつ、イライラ、パニック障害、高ぶる神経に効果的。育毛効果がある。脂性肌を整える。	皮膚の過敏症を引き起こすことが、ごくまれにある。

123

キャリアオイル・リスト

名前	ノート	特性、効能	使用上の注意
アーモンド、スウィート prunus amygdalis var. dulcis	低温圧搾法	スウィートアーモンドに含まれる不揮発性油を、低温圧搾で採り出す。この油にはビタミンA、B1、B2、B6、Eが含まれている。ビタミンEを少量だが含有するため、比較的劣化しにくい。皮膚を保護して栄養を与え、湿疹、乾癬、皮膚炎の症状、またポロポロと皮がむけるような皮膚の乾燥からくる炎症を鎮める。赤ちゃんのお尻にできる皮膚炎や日焼けのほてりを落ち着かせる作用で知られる。	ナッツにアレルギーのある人は使用できない。
アプリコットカーネル Prunus armeniaca	低温圧搾法	アプリコットオイルは、スウィートアーモンドによく似ているが、生成する油分が少ないため、若干スウィートアーモンドよりも高価。皮膚の保護作用にすぐれ、皮膚を軟化し栄養を与える。べとつかず、皮膚に吸収されやすい。湿疹による炎症を鎮め、敏感肌、乾燥肌、老化の進んだ肌に向く。	
アボカド Persea americana	低温圧搾法	スライスし、乾燥させたアボカドの果肉を絞って取り出す。未精製のオイルは濃い緑色。ビタミンA、B1、B2、Dを含む。皮膚の軟化作用にすぐれ、キャリアオイルの中でも表皮への浸透力が高いもののひとつ。アボカドは皮膚の治療効果にすぐれ、強い乾燥肌やしわに効果がある。	
ボリジ Borago officianlis	低温圧搾法	ボリジは、GLA（ガンマリノレン酸）のもっとも豊富な供給源で、成分の16～23％をGLAが占める。刺激性がないため湿疹や乾癬の皮膚にもつけられ、しわを軟化する。GLAは、体内の健康な細胞によって生成される天然物質だが、ヘンプ、ボリジ、イブニングプリムローズの各オイルにも含まれている。関節炎や月経前症候群では、身体がGLAを生成する力が弱まるため、ボリジオイルが効果的にはたらく。	
カレンデュラ Calendula Officinalis	サンフラワーオイルを使った温浸法	病人の床ずれ、血管の切れ、あざ、治りの遅い外傷、静脈瘤に効果のあるすぐれた治療オイル。皮膚のトラブルにすぐれた効果を発揮するが、特に、発疹、かさつき、ひび割れた肌、乾性の湿疹に効く。	
カメリア Camellia sinensis	サンフラワーオイルを使った温浸法	ツバキ科のカメリア・シネンシスは、東アジアで栽培されているお茶の木である。中国では、皮膚症状をケアする薬として昔から使われてきた。強い敏感肌や成熟肌に高い効果がある。	
キャロット Daucus carota	サンフラワーオイルを使った温浸法	純正なキャロットオイルは、ベータカロチンと、ビタミンA、B、C、D、E、Fが豊富。皮膚の強壮効果が高く、傷ついた組織の再生を助ける。皮膚のかゆみを鎮めるので、乾癬や湿疹に有効。皮膚の老化を遅らせる効果が特に高い。	
ココナッツ Cocos nucifera	低温圧搾法	皮膚の軟化作用があるため、マッサージクリームによく使われる。ココナッツオイルは皮膚をなめらかにし、サテンのようなつやを与える。髪のコンディショナーとしても高い効果がある。	
イブニングプリムローズ Oenothera biennis	低温圧搾法	GLA（ボリジの説明を参照）が豊富なので、乾癬、乾燥して皮のむける肌、フケに効果があり、傷の治りを早める。	
グレープシード Vitis vinifera	精製	軽く、さらりとしたマッサージ用オイル。	

キャリアオイル・リスト

名前	ノート	特性、効能	使用上の注意
ハイペリカム／セントジョーンズワート Hypericum perforatum	サンフラワーオイルを使った温浸法	ハイペリカムは、炎症を起こした神経をなだめる作用が強いため、坐骨神経痛などの神経痛、結合組織炎に役立つ。神経組織を損傷したけがに効果があるので、ねんざ、火傷、あざのケアに向く。鎮静、殺菌作用があるため、皮膚にもすぐれた効果がある。皮膚を引き締める化粧品としても用いられる。	
ホホバ Simmondsia chinensis	低温圧搾法	ホホバは、正しくは油でなく、液状のロウ。ホホバの化学構造は、皮脂（P.17参照）に似ているうえ、ホホバに皮脂が溶けるので、ニキビのケアに効果がある。乾燥した頭皮や肌、乾癬や湿疹に効果のある、調整効果のあるオイル。	
マカダミア Macadamia ternifolia	低温圧搾法	マカダミアは、劣化しにくいことが特徴。皮膚をなめらかにする効果があり、皮膚に吸収されやすい。マカダミアは、人の皮膚にたいへん特性が似ているため、老化した肌を若返らせる効果がある。粘り気がなく、「すっと消える」オイルと表現される。	
ニームシード Melia azadiracta	低温圧搾法	ニームの木は熱帯地方に生息する高木で、価値ある材木として利用されている。ニームの蒴果（果皮が乾くと、果実がはじけて開く実）は、多肉質で数個の大きな種をもつ。乾癬、湿疹、皮膚炎、火傷、潰瘍、ヘルペス、真菌感染症、イボ、フケといった皮膚の症状に効果的。抗炎症作用もあるため、関節炎や痛みに効き、抗菌作用も報告されている。インドでは、もっぱら虫よけやオーガニックの殺虫剤として使われている。	
ピーチカーネル Amygdalus persica	低温圧搾法	アプリコットカーネルやスウィートアーモンドオイルと物理的に似ている。皮膚の保護作用にすぐれ、皮膚をソフトにして栄養を与える。皮膚に吸収されるペースは遅い。かゆみをやわらげるので、湿疹に効果的。敏感肌、乾燥肌、老化した肌に向き、フェイシャルマッサージ用のオイルに向く。スキンケアクリームにもよく使われている。	
ローズヒップ Rosa canina	低温圧搾法	化粧クリームやローションに使われる。このオイルは組織の再生作用があるため、皮膚の老化を遅らせ、しわを防ぎ、傷ついた組織を減らす。火傷や湿疹にも効果がある。	
サンフラワー Helianthus annuus	低温圧搾法	オーガニック栽培されたひまわりの種から抽出されたオイル。ビタミンA、B、D、Eを含有し、皮膚を鎮めるので、脚の潰瘍、あざ、皮膚病に効果的。	スーパーで販売されているサンフラワーオイルを使わない。料理用に精製されているため、水分補給効果や治療効果は一切ない。
ウィートジャーム／小麦胚芽 Triticum vulgare	低温圧搾法	ビタミンEの含有量が多いため、濃いオレンジ色をしている。このオイルは、乾燥肌と成熟肌に有効で、妊娠線や傷のある肌のケアにもすぐれた効果を発揮する。	アレルギー体質の人は使用不可。

索引

あ
赤ちゃん　19, 50-2
脚のマッサージ　38-40
足のマッサージ　41
頭ジラミ　88
アンゼリカ　116
安全性　7, 29, 32
痛み　78
胃のマッサージ　49
イモーテル　59, 97, 118
イランイラン　61, 82, 94, 123
ウイルス後症候群　70
うつ病　97
腕のマッサージ　42
エジプト人　12
エレミ　70, 117
オレンジ　8, 63, 67, 86, 105, 121
温浸法　10, 25

か
カーペット・クリーナー　111
拡散、精油の　112
家具のポリッシュ　111
学名　9
風邪　71
ガットフォッセ、ルネ＝モーリス　13
過敏症のテスト　7
過敏性腸症候群　65
過敏反応　7
カモミール　116
カユプテ　58, 116
カルダモン　66, 116
ガルバナム　83, 118
カルペッパー、ニコラス　13
柑橘系の精油　10
カンジダ・アルビカンス　69
カンジダ症　69
感情　64, 90-101
関節炎　77
乾燥肌　85
記憶　100, 115
気管支炎　58
キッチン　106-7
キャリアオイル　24-5, 124-5
　→個別の疾患名を参照
キャロットシード　63, 83, 116
キャンドル　108
嗅覚器系の構造　16
吸収するメカニズム、精油を　16-17
切り傷　89
禁忌　7
筋肉　76-9
クッション　114
首のマッサージ　43, 48
クラリセージ　57, 73, 74, 117
グレープフルーツ　62, 95, 98, 118
クローブ　79, 117
血圧　61
月経前症候群　73
玄関ホール　104-5
原産地　10
高血圧　61
香水　101
購入、精油の　11
更年期　75
呼吸器系　56-9

さ
心と身体の調和をはかる　92-100
古代　12
子ども　19, 50-3, 115
コリアンダー　67, 117
混合肌　82

サイプレス　57, 75, 117
サウナ　20, 81
作用、精油の　14-15, 92
サンダルウッド　58, 85, 97, 122
自己免疫　68
脂性肌　86
シダーウッド　116, 117
疾患のケア法　54-89
湿布　21
シトロネラ　117
シナモン　67, 117
ジャスミン　9, 74, 84, 118
集中力の低下　99
ジュニパーベリー　62, 77, 86, 118
循環器系　60-3
消化不良　67
消化器系　64-7
蒸気吸入　21
寝室　114-15
ジンジャー　66, 118
真正メリッサ　93, 120
水蒸気蒸留法　10
水分の停滞　63
スウィートオレンジ　63, 86, 121
スウィートタイム　58, 100, 123

スウィートマジョラム　65, 96
スキンケア　80-9
スチーム・クレンジング　80-1
頭痛　96
スパイクラベンダー　70
成熟肌　83
精神面への影響、精油の　90-101
製造法、精油の　9
性欲を高める香水　101
性欲を高めるマッサージ　48-9
生理痛　74
咳　56, 71
背中のマッサージ　34-7, 48, 79
ゼラニウム　63, 73, 82, 95, 118
セルライト　62
セロリシード　77, 117
全身マッサージ　34-47
喘息　57
粗悪品　14
相乗作用のあるブレンド　22-3
　→個別の疾患名

た
ダイニングルーム　108-9
タイム　10, 62, 123
タジェティーズ　122
注意、使用上の　7, 29, 32
抽出法、精油の　10-11

126

索引

フェイスケア 44-5, 80-7
フェンネル 66, 75, 95, 118
副鼻腔炎 59
婦人科系 72-5
プチグレン 94, 122
不眠症 98
ブラックペッパー 65, 78, 99, 121
フランキンセンス 57, 77, 83, 118
フランス 13
ブレンド、精油の 18, 22-5
ベースノート 17, 23, 116-23
ベイ 79, 96, 116
ベチベール 98, 123
ペパーミント 65, 71, 78, 96, 99, 121
部屋別の精油利用法 102-15
ベルガモット 61, 69, 75, 116
勉強部屋 115
偏頭痛 96
ベンゾイン 71, 85, 116
ホーリーフ 118
保管、精油の 11
骨 76-9

ま

マートル 59, 120
マジョラム 120
マッサージ 18, 26-53
　赤ちゃん／子どもの 50-3

基本テクニック 30-3
準備 28-9
性欲を高める 48-9
全身マッサージの手順 34-47
マッサージ法、基本の 30-3
マヌカ 120
マンダリン 84, 120
ミドルノート 23, 116-23
耳のマッサージ 49
ミルラ 120
胸のマッサージ 43, 49
メイチャン 94, 120
メリッサ 120
免疫系 68-71

や

薬効、精油の 14-15, 92
火傷、軽い 89
ヤロー 123
ユーカリ 9, 57, 69, 117, 118
ヨーロッパのアロマセラピー 13
溶剤抽出法 10-11

ら

ライム 120
ラバンサラ 71, 122
ラバンジン 119
ラベンダー 10, 70, 82, 84, 93, 98, 118
リウマチ 77
リスト、精油とキャリアオイルの 116-25
リビングルーム 110-11

歴史 12-13
レモン 59, 79, 100, 118
レモングラス 87, 120
ローズ 9, 11, 73, 93, 97, 122
ローズマリー 78, 100, 122

127

産調出版の本

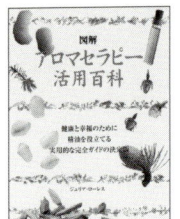

アロマセラピー活用百科
健康と幸福のために精油を役立てる実用的な完全ガイドの決定版

ジュリア・ローレス 著
小林直美 日本語版監修

本体価格4,300円

アロマセラピーの歴史と原理、実践方法を網羅した権威ある一冊。健康と活力を増進させるナチュラルな治療手段として精油を活用する方法を美しい写真・イラストと共に紹介する。

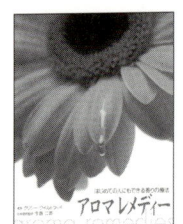

アロマレメディー
はじめての人にもできる香りの療法

クリシー・ワイルドウッド 著
今西二郎 日本語版監修

本体価格2,600円

心と身体に健康をもたらすアロマセラピー。エッセンシャルオイルの購入やブレンドに必要な情報を網羅し、自宅でも簡単に行えるよう、120以上ものレシピを紹介。

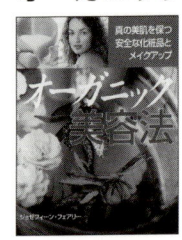

オーガニック美容法
ボディも心も潤うナチュラル美容法

ジョゼフィーン・フェアリー 著

本体価格2,600円

化学物質無添加の化粧品の紹介やオーガニックなジュースのレシピから、心と体を癒すフットマッサージやアロマ・バスオイルに至るまで、オーガニックに関するあらゆるアドバイスが満載。楽しく続けられるナチュラル美容法を暮らしに取り入れるための、パーフェクトなガイドブック。

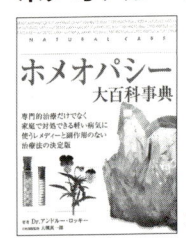

ホメオパシー大百科事典
ホメオパシーを本気で活用したい方のための必読の書。

アンドルー・ロッキー 著
大槻真一郎 日本語版監修

本体価格7,800円

補完医療の一つとして広く利用され、高い効果をあげているホメオパシー。その主な理論と療法をわかりやすく紹介。さらに320のレメディーについて、綿密な研究に裏付けられた詳細な説明を加えた決定版。

マッサージ入門ガイド
マッサージの基本をわかり易く網羅した完全版

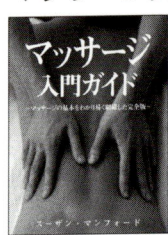

スーザン・マンフォード 著

本体価格2,880円

マッサージによく使われるオイルの種類とその働き／基礎テクニック／体の部位ごとの基本マッサージ／応用テクニック／体の部位ごとの応用マッサージ／特定の目的のためのマッサージ

クイック・リフレクソロジー
忙しい人のためのシンプル＆コンパクトガイド

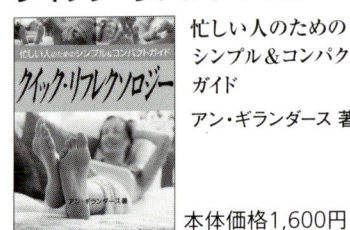

アン・ギランダース 著

本体価格1,600円

いつでも、どこでも、リフレクソロジーの癒しの力で、身体と心のバランスを整え、さまざまなストレスや病気を乗り切るためのユニークで実践的なマニュアルを紹介。

---

aromatherapy solutions
暮らしの中のアロマセラピー

発　　　行	2004年4月20日
本体価格	2,400円
発　行　者	平野　陽三
発　行　所	産調出版株式会社
	〒169-0074 東京都新宿区北新宿3-14-8
ご　注　文	TEL.03(3366)1748　FAX.03(3366)3503
問　合　せ	TEL.03(3363)9221　FAX.03(3366)3503
	http://www.gaiajapan.co.jp

著　者：　ヴェロニカ・シブリー(Veronica Sibley)
英国でフルアカレッジ・オブ・プロフェッショナル・アロマセラピーを創設し、校長を務める。IFPA(国際アロマセラピスト連盟)の会員であり、英国の病院やホリスティック治療院でアロマセラピーを実践している。

翻訳者：　今井由美子(いまい ゆみこ)
広島女学院大学英米文学科卒業。訳書に『アロマセラピー活用百科』『オーガニック美容法』『ワーキングウーマンのための出産ガイド』(産調出版)など。

Copyright SUNCHOH SHUPPAN INC. JAPAN2004
ISBN 4-88282-356-X C2047
Printed and bound in China

落丁本・乱丁本はお取り替えいたします。
本書を許可なく複製することは、かたくお断わりします。